探秘中药系列

中国药学会　中国食品药品检定研究院　中国健康传媒集团
组 织 编 写

探秘桔梗

总主编　马双成
主　编　聂凌云　张　萍

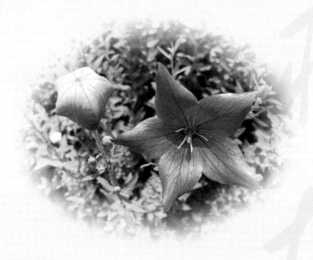

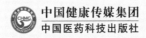

中国健康传媒集团
中国医药科技出版社

内 容 提 要

桔梗具有悠久的药用历史。本书为"探秘中药系列"之一，由中国药学会、中国食品药品检定研究院、中国健康传媒集团组织编写，内容实用，语言通俗。全书分为桔梗之源、桔梗之品、桔梗之用三部分，全面介绍了桔梗的历史渊源、质量保障、合理使用等知识，并附有相关内容的视频二维码，方便读者更深入详细地了解桔梗。本书既可为临床用药提供参考，也可作为公众了解中药知识的科普读物。

图书在版编目（CIP）数据

探秘桔梗 / 聂凌云，张萍主编 . —北京：中国医药科技出版社，2023.12

（探秘中药系列）

ISBN 978-7-5214-4141-3

Ⅰ.①探…　Ⅱ.①聂…　②张…　Ⅲ.①桔梗—普及读物

Ⅳ.① R282.71-49

中国国家版本馆 CIP 数据核字（2023）第 172374 号

美术编辑　陈君杞

版式设计　也　在

出版　**中国健康传媒集团**｜中国医药科技出版社

地址　北京市海淀区文慧园北路甲 22 号

邮编　100082

电话　发行：010-62227427　邮购：010-62236938

网址　www.cmstp.com

规格　889×1194mm $^1/_{32}$

印张　5 $^1/_2$

字数　114 千字

版次　2023 年 12 月第 1 版

印次　2023 年 12 月第 1 次印刷

印刷　北京侨友印刷有限公司

经销　全国各地新华书店

书号　ISBN 978-7-5214-4141-3

定价　**36.00 元**

获取新书信息、投稿、为图书纠错，请扫码联系我们。

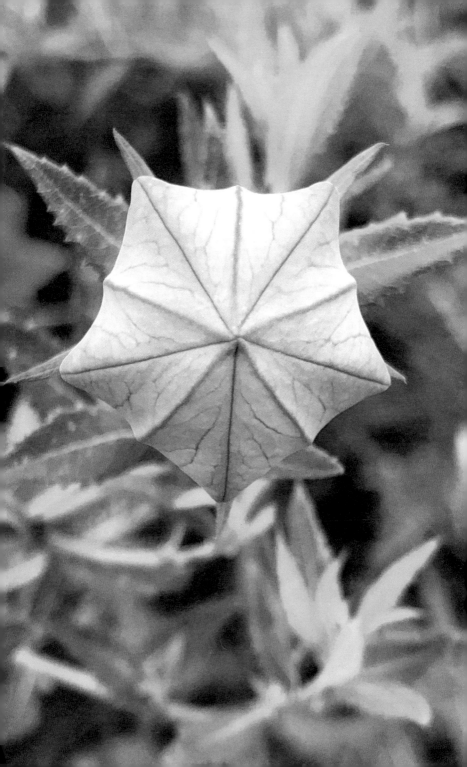

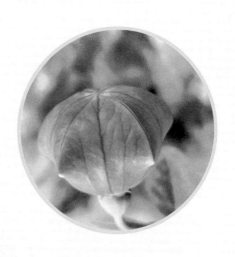

丛书编委会

总策划　吴少祯

总主编　马双成

编　委　（按姓氏笔画排序）

王　栋　　王晓燕　　刘亚蓉

李瑞莲　　连云岚　　汪　冰

张　萍　　林永强　　罗定强

胡芳弟　　聂凌云　　康　帅

傅欣彤　　翟宏宇

本书编委会

总主编 马双成

主　编 聂凌云　张　萍

副主编 凌　云　曹海禄

编　委　（按姓氏笔画排序）

于　悦　于　婧　马　静

马艳芹　王　栋　邢博宇

许敬雯　严　华　张　汇

张守国　张红梅　张蓉蓉

胡　丹　崔圆圆　康　帅

董　旖

总主编简介

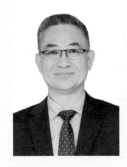

马双成，博士，研究员，博士研究生导师，享受国务院政府特殊津贴专家。现任中国食品药品检定研究院中药民族药检定所所长、中药民族药检定首席专家，世界卫生组织（WHO）传统医药合作中心主任，国家药品监督管理局中药质量研究与评价重点实验室主任，《药物分析杂志》执行主编，科技部重点领域创新团队"中药质量与安全标准研究创新团队"负责人。先后主持"重大新药创制"专项、国家科技支撑计划、国家自然科学基金等30余项科研课题的研究工作。发表学术论文380余篇，其中SCI论文100余篇；主编著作17部，参编著作16部。2009年获中国药学发展奖杰出青年学者奖（中药）；2012年获中国药学发展奖食品药品质量检测技术奖突出成就奖；2013年获第十四届吴阶平医学研究奖-保罗·杨森药学研究奖；2014年入选"国家百千万人才工程"，并被授予"有突出贡献中青年专家"荣誉称号；2016年入选第二批国家"万人计划"科技创新领军人才人选名单；2019年获第四届中国药学会-以岭生物医药创新奖；2020年获"中国药学会最美科技工作者"荣誉称号。

主编简介

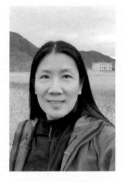

聂凌云，药学专家，药品仪器监督检验总站主任药师，兼任中国合格评定国家认可委员会（CNAS）实验室技术评审员。长期从事药品检验、质量评价及标准研究工作。主持完成过"重大新药创制"专项、国家科技支撑计划项目、国家自然科学基金项目等科研课题，获军队科技进步奖 6 项、国家发明专利授权 2 项。曾任《解放军药学学报》主编，主编出版《孕妇儿童禁用慎用药物（家庭版）》等图书，《医疗机构制剂规范（2015 年版）》编审组组长。

主编简介

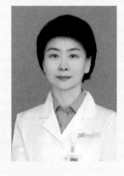

张萍，解放军总医院医疗保障中心主任药师，硕士生导师。中华中医药学会医院药学分会副主任委员、解放军中医药学会副秘书长、青年专业委员会主任委员、北京中医药学会中药调剂专业委员会主任委员。国家高水平重点学科临床中药学中药战备化实验室负责人。"国医大师"金世元先生学术思想继承人、解放军总医院"学科拔尖人才"、中华中医药学会"中青年科技创新人才"。主要从事临床中药学及中药质控研究。先后主持国家重点研发计划、国家自然科学基金、军队科研重点项目、北京卫生发展科研专项等课题13项，获国家及省部级科学技术成果奖10项；以第一发明人获国家发明专利11项；国内外期刊发表论文128篇，SCI收录51篇，主、参编著作8部。

前　言

科技创新、科学普及是实现创新发展的两翼，要把科学普及放在与科技创新同等重要的位置。中医药是中华文明的瑰宝，凝聚着中华民族的博大智慧。随着人们生活水平的不断提高，中医药已不只是在防病、治病中发挥作用，中医药的养生健康、"治未病"理念也逐渐融入人们的日常生活中。因此，增强中药安全用药的意识，形成良好的用药习惯，是非常重要，也是非常必要的。

近年来，为继承和发扬中医药文化，宣传和普及中药的合理用药常识，中国食品药品检定研究院联合组织中药学领域专家开展了"探秘中药系列"的编写工作。这套科普书籍以"药食同源"中药为主，每种中药单独成册，从中药的源、品、用三个层面全面介绍中药的历史渊源、质量保障、合理使用等知识，同时将反映药材的采收、加工、炮制等相关视频资料通过二维码的方式呈现，让读者更加直观和深入地了解每种中药。

在中国健康传媒集团中国医药科技出版社的大力支持下，

本次共出版 10 册，内容涉及黄芪、党参、莲子等 10 种公众关注度较高且常用的中药材，以期为相关专业的基层医务人员、监管人员和检验人员提供专业参考，也希望"探秘中药系列"可以成为公众健康生活、快乐生活的"好帮手"。

2023 年 8 月

编写说明

　　桔梗是一味传统常用中药，为桔梗科桔梗属多年生草本植物的干燥根。春、秋二季可采收，秋季采收质量更佳，去皮或不去皮，干燥后，即为"桔梗"。其历代名称较多，如梗草（《名医别录》）、苦桔梗（《本草纲目》）、苦梗（《丹溪心法》）、包袱花（山东）、和尚头花（辽宁）、苦菜根（河北）、白药、土人参等。桔梗的药用历史悠久，始载于汉代的《神农本草经》，至今已有两千多年药用历史，历代中医本草著作对桔梗的药用价值都给予了充分肯定，现行版《中国药典》中桔梗的性味、归经与功能主治基本综合了古代医学典籍的描述，归纳为桔梗性平，味苦、辛，归肺经，具有宣肺、利咽、祛痰、排脓之功效，主治咳嗽痰多，胸闷不畅，咽痛音哑，肺痈吐脓，是治疗咳嗽、咽痛的要药。

　　桔梗是极具生命力的本草，我国桔梗产地分布较广，中国人服用桔梗最早的记录见于东晋陶弘景的《名医别录》，同时该书也首次记载了桔梗的产地："生嵩高（今河南登封县）

及宛朐（今山东曹县）。"据文献记载，历史上和州（今安徽和县）、解州（今山西解州）及成州（今甘肃成县），都是其道地产区。现多为人工种植，已逐渐形成了安徽、陕西、甘肃、内蒙古、河南、山东、云南等七大产区和众多桔梗品牌。目前市售桔梗有北桔梗与南桔梗之分，产于河北、山东、山西及内蒙古与东北诸省者称北桔梗，产于安徽、江苏、浙江者称南桔梗。不同产地桔梗质量差异较大。

随着我国健康产业的蓬勃发展和人民生活水平的不断提高，桔梗的用途也越来越广，涉及药材、食品、保健食品、化妆品及观赏品各领域，我国是桔梗的主要生产国和出口国。为了使公众更加系统、全面的认识和了解桔梗，笔者查阅大量相关书籍、专业期刊及网络资源等，咨询相关领域专家学者，并深入桔梗道地产区进行调研，编写了《探秘桔梗》这本科普图书。本书分桔梗之源、桔梗之品、桔梗之用三部分，全方位地介绍了桔梗这一传统中药的历史渊源、质量保障、合理使用等知识。本书可供基层医务人员阅读，在临床用药服务中可作为基础的技术支持，在对公众进行宣传教育时也可作为基础的科普图书。同时，也可作为桔梗种植、加工、经营者的参考资料。

本书在编撰过程中，得到了中国药学会领导的关怀和指导，以及有关药学专家的热诚帮助，在此谨致以衷心的感谢！并向为本书的撰稿、编校、出版工作付出辛勤劳动的同志们致以深深的谢意！希望本书能成为促进广大公众健康生活、快乐生活的好帮手!

由于编者水平有限,书中疏漏之处在所难免,恳请广大读者提出宝贵意见。

编者

2023 年 10 月

第一章 桔梗之源

第二章 桔梗之品

第三章

桔梗之用

第一章

桔梗之源

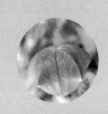

桔梗是一味传统中药材，始载于汉代的《神农本草经》，至今已有两千多年药用历史。桔梗与党参、南沙参、半边莲等中药具有较近的亲缘关系，同属于桔梗科双子叶植物、菊亚纲的一科，广布于全球，主要分布在北半球，为多年生草本植物，大多有乳汁，以根入药，含多种苷是主要有效成分，具有宣肺、利咽、祛痰、排脓的功效，用于咳嗽痰多，胸闷不畅，咽痛音哑，肺痈吐脓。桔梗是治疗咳嗽、咽痛的要药，为我国销量最大40种大宗药材品种之一。

桔梗还是民间喜爱的一种食材，有一首朝鲜族的民歌《桔梗谣》（又名《道拉基》），歌词唱道："道拉基，道拉基，道拉基，白白的桔梗哟长满山野，只要挖出一两根，就可以装满我的小菜筐……"，描述的就是人们上山采挖野菜桔梗的情景，其食用历史可见一斑。此外，桔梗更被开发成各种保健食品、休闲食品、饮料、化妆品等，还因其在盛夏时节绽放的紫色花朵而日渐成为独特的园林花卉和切花品种。

第一节
桔梗的传说

桔梗环境适应性强，耐干旱低温，植株生长于荒山草丛，开在山涧路边，野生桔梗在我国南北方大部分地区均有生长。其根粗壮多汁，能吃又治病；其花形浅钟状、花色暗蓝或白色，宁静又美丽。因此，在不同地区和不同民族中对桔梗形成了一些古老的美丽传说，体现了桔梗的传统产区、神奇疗效、悠久的用药历史和人们对桔梗寄予的浪漫之情。

一、桔梗仙子把药给

相传东汉时期，在湖北黄冈英山县紫苔山山脚，住着一位姓黄的老人。这老汉生性善良，只要人们有伤有残，有苦有难，他总是竭力相助。谁知好人命薄，不幸中年丧妻，膝下只有两个儿子。由于家境贫寒，两子成年后尚未娶上媳妇，但对他极尽孝心。冬天用身体温暖父亲的被窝，夏天轮流替父亲摇扇驱蚊，父子三人相依为命，过着贫困的日子。不久，黄老汉身染重疾，一连数月卧床不起。两个儿子心急如焚，一个留在家侍奉老人，一个四处访医求药为父亲治病。这一年中秋傍晚，黄老汉病情加剧，黄家兄弟立即抬父亲到观音庙，求仙拜佛，祈祷菩萨保佑老父。两人来到观音庙，在菩萨面前许愿起誓，哭得天昏地暗，竟因悲伤过度，双双昏倒在庙前。那一日观音菩萨正在下棋，忽觉一阵耳热，细一听，似有悲哀之声，她慧眼一观，不觉大惊失色道："我等终日逍遥，竟忘了普渡众生，南无阿弥陀佛！"说着唤来仙童："你速去宝莲座下取一粒草籽，去那紫苔山种下，一时三刻内定要长成枝叶，救那黄老汉。"仙童领令急忙而去。仙童一路心急如焚，只因要救黄老汉，准时将那花草栽成，累得气喘吁吁。兄弟俩朦胧中，见从身旁的灌木丛中蹦出一个仙童，来到他们面前上气不接下气地说："大哥、二哥，休、休要着、着急，有仙药在、在此......"说罢飘然而去。哥俩醒来于庙后挖得一棵异草，大哥摘叶子放在父亲嘴里，忽然父亲的脸庞变得红润，哥俩顿时欣喜若狂，然后抬着老父回家。正行走间，忽然头上祥云翻滚，观音菩萨在半空中说道："黄家二兄弟，本佛念你弟兄孝心可嘉，老父善良可敬，特降仙药一棵，服其根可有病除病，没病消灾；服其籽可延年益寿，长命百岁。"说完踩祥云远去。回到家老父醒了，哥俩诉说此事。那黄老汉沉思良久说："观音菩萨大慈大悲，我死而复生，若服了草籽，虽能长命百岁，倒不如将草籽种在紫苔山上，为更多的人灭病消灾，岂不更好！"黄家兄弟将草籽撒在紫苔山上，几天功夫漫山遍野都长出了仙草。来挖仙草治病的人络绎不绝，一位后生问黄老汉："这药叫什么名字？"黄老汉想起儿子梦中所见，而那仙童说话又结结巴巴、哽哽噎噎，就说："此药是那桔梗仙子送来的，就叫它桔梗吧！"

神奇的传说体现了桔梗自东汉时期开始的悠久民间用药历史，也一定程度上印证了《神农本草经》中对桔梗药用历史的记载。传说中的紫苔山就在黄冈市英山县，反映出英山是桔梗的传统产地之一，行业内把英山出产的"英山桔梗"又称"英桔"，是当地的地理标志保护产品。

二、桐柏桔梗菊花心

桔梗的根切开有着独特的断面特征：菊花心。河南的药农们也曾流传一首寻找桔梗药的歌谣：桐桔梗，桐桔梗，人形菊花心；想见桔梗面，菊花从中寻。这也是源于一个民间传说。

从前，河南省南阳市桐柏山的一个山坳里，住着两个药农。一家姓桐，家中妻子生下孩子刚一年就去世了，桐大爷把孩子看做命根子，于是给他起名叫桔梗（接根）。另外一人家姓黄，妻子刚有喜不久，丈夫就在山里摔死了。为了糊口，妻子只好挺着大肚子上山挖药，在菊花丛里分娩了个女孩，于是起名菊花。桔梗和菊花从小就在一起玩耍，两人情投意合，好得像亲兄妹一般。一天晚上，刚懂事的桔梗和菊花就对着月亮许下海誓山盟，两个人就这样相爱了。到了十七八岁，两家的老人都去世了，两人在一起，就算是成婚了。从此，桔梗上山挖药，菊花在家操持家务。日子虽不宽绰，但生活过得很自在。他们还常给乡亲送药治病，百姓没有不夸这小两口的。山下有个钱家湾，有个钱员外的儿子叫钱豹，在汴梁求学。深秋重阳时节，乡试结束，钱豹领着一帮落榜的秀才回到了桐柏山登高，路过菊花家，闯进屋里喝茶休息。他们一见菊花，就呆住了，想不到这深山里头有一个这么漂亮的姑娘。有的人开始动手动脚，菊花一看这些人没安好心，瞅个空就溜了出来。这些人不见菊花了，就到屋外去找。他们见菊花在前面路上跑，就不顾一切地往前追，一直追到了山上。最后，菊花被追到了绝路上，一下子被钱豹拦腰抱住，菊花拼命挣扎，又撕又咬，钱豹死不放手。那几个浪荡公子也围上来扯菊花的衣服。菊花牙一咬、心一横，一把将钱豹抓紧，脚用力一蹬，往悬崖下跳去。"啊！"几个浪荡公子都吓得叫了起来。他们到悬崖下一看，菊花摔死了；钱豹也摔了个脑浆直流，命丧黄泉。这伙人顾不上登高看景，抬着尸体下山报丧去了。太阳快落山时，桔梗挖药回来，不见菊花，再看看屋里乱七八糟的样子，就知道是出大事了。他一边喊，一边顺着山路找去，找了一整夜，天亮时找到了菊花的尸体。看着菊花咬牙切齿的样子，看着悬崖下的两摊血，桔梗觉得天旋地转，昏了过去，不知过了多长时间，他才醒来。他用手挖土搬石，把菊花埋葬在一棵松树旁边。一天一夜，坟上和坟边长满了黄菊花。哭累了，他躺在坟上睡一觉。砍柴的、挖药的都来劝他，谁也劝不住。就这样哭了三天三夜，第四天乡亲们再到坟前劝桔梗时，桔梗已扎根在菊花丛中了，他肚子里装满了菊花，长成了菊花心。

这就是有关"桐桔梗"的传说。如今，产于河南省南阳市桐柏县桐柏山原为野生的桔梗，现已能人工种植。中国进出口商品交易会（简称广交会）上被行家誉为"桐参"，外销日、美、东南亚各国，"桐桔梗"也成为了地理标志保护产品和地理标志证明商标。

三、商山人参与桔梗

桔梗药材根粗壮多汁、富含营养，不容易干燥，鲜桔梗采挖后需及时进行产地加工处理，否则就容易出现走油变质现象。

传说很早以前，商山人参和商山桔梗都成了"精"，化为人形，而且长相、装扮十分相似。一群身穿绿袄红裤子的幼童，常常追逐嬉戏于商山山麓的花草丛中。秦末汉初之际，"四皓先生"为躲避秦始皇焚书坑儒，来到商山隐居。这四个老头，读书多，见识广，一看到这些穿红着绿的幼童，便知道是人参、桔梗变的。更奇的是，他们还能辨得出哪个是人参娃娃，哪个是桔梗娃娃。从此，商山人参越来越少。许多人参娃娃都被"四皓先生"吃了。人参娘娘害怕在商山再住下去会断子绝孙，便毅然决然地迁到辽东。此后，东北参便取代商山参成为上乘佳品。人参娘娘率子女搬家前，找桔梗娘娘话别，桔梗娘娘曾对天盟誓："绝不泄露人参搬家秘密，如若违背誓言，就黑心烂肝。"的确几百年间，从未违背诺言。到唐代，唐玄宗生病求药，夜梦服了商山土地进献的药材，第二天果然病愈，便要下旨封赏商山土地和所进药材。

谁料，唐玄宗误认商山桔梗为商山人参，准备封赏商山人参。这时，商山桔梗娘娘再也沉不住气了，急忙上殿辩白，说治愈陛下贵恙的是商山桔梗，不是商山人参，商山人参早跑到辽东去了。这句话脱口而出，因违背当初诺言，便开始黑心烂肝（今商山桔梗大多黑心）。唐玄宗当时因判不清此案，也没封商山人参，也没封商山桔梗。只封了务药有功的商山土地为"都土地"（相当都城土地神），并赐王者冕服（给予王子王孙的冠带），建庙于商山怀中，与"四皓"并祀。

这个传说故事提到的商山位于陕西省商洛，是桔梗的又一传统产地。从传说中还可看出桔梗根和人参根外形相似，容易混淆，而桔梗的黑心应该是由于产地气候潮湿、鲜桔梗药材特别是不去皮时很难干燥，其含有的白色乳汁在晾晒过程中出现的氧化现象。

四、桔梗少女守痴情

问世间情为何物，直教人生死相许。桔梗花还是浪漫的爱情花，花语是永恒的爱，象征着忠贞不渝的爱情，仅次于玫瑰花，是送给恋人的常用花卉。且许多描写爱情的作品都以桔梗为题，家喻户晓的《桔梗谣》就是来自这样一个美丽的爱情故事。有位少女叫道拉基，她与村里的一位小伙子是恋人，两人一起上山砍柴，可好景不长，道拉基的美貌被当地的一位地主看中，地主要将道拉基占为己有，小伙子为保护自己心爱的女孩而将地主杀死，不久就因为犯了故意杀人罪被判了死刑。小伙子死后不久，道拉基悲痛而死，她在临死前嘱咐自己的家人，要将自己和小伙子的遗体，一起合葬在他们从前一起上山砍柴的路上。后来，在他们的墓上就长出了一朵朵紫白色的花，当地的居民就将这些紫白色的花命名为"道拉基"。

同样，相传古时，在中国北方的一个海边住着一位名叫桔梗的少女。她自幼父母双亡，无依无靠，独自一人居住山脚下，她时常坐在海边的岩石上看海。一天一位少年走到桔梗的跟前与她搭话，他说："马上就要涨潮了，你一个人在这里做什么？"桔梗回答："看海啊。"他们相视一笑。自后每日傍晚，少年都会来找桔梗一起看海。平日里也经常去桔梗家帮她砍柴、挑水和修缮房屋。于是两人日久生情，私定终身。数年后，桔梗已出落成一位貌美如花的女子，而少年也长成英俊的小伙子。少年为了挣娶桔梗的聘礼钱，不得不乘着大船去深海捕鱼。出发前，少年对桔梗说："桔梗啊！一定要等我，我一定会回来娶你的。"桔梗含泪对少年说道："记得一定要回来，我会等你的。"海风扬过桔梗的脸颊，直到夕阳西下，桔梗才含泪离去。可那少年一去不复返，她每天都会到海边等他，这一等就是几十年，桔梗已从懵懂少女变成白发苍苍的老妪。在立秋前的一个傍晚，已经年迈的桔梗身着紫色的裙子，来到海边，坐在她与少年一起看海的岩石上，望着大海。回想起恋爱时的甜蜜时光，身后是亮闪闪的万家灯火，眼前却是黑魆魆的无边大海，桔梗留下了眼泪，把眼睛慢慢闭上，依稀看见远处有一艘小船缓缓驶来，暗沉的灯光下映着一个老人的脸，那不是我日思夜想的爱人吗？随后桔梗的身体变成了一朵花，后来人们把那朵花叫做桔梗花。

从这两个凄美的传说故事中可以感受到，象征着忠贞爱情的桔梗花，有着独特浪漫的文化寓意。

第二节
桔梗名称的由来

中药桔梗为桔梗科多年生草本植物桔梗［*Platycodon grandiflorum*（Jacq.）A.DC.］的干燥根。对桔梗的名称由来，古代就有多种解释。

桔梗，《说文》："桔，直木。"《尔雅》："梗，直也。"《新修本草》谓其："一茎直上。"《本草纲目》中也有记载："此草之根结实而梗直，故名桔梗。"别名：梗草（《名医别录》）、苦桔梗（《本草纲目》）、苦梗（《丹溪心法》）、包袱花（山东）、和尚头花（辽宁）、苦菜根（河北）等。

桔（jié）字的木旁表示植物，读音从吉，《说文解字》："桔，直木。"桔表示笔直的意思，桔梗是直立大草本，茎直立，上部稍分枝。读 jié 的"桔"字只用在两个词语上，一是桔梗，二是桔槔，桔槔是一种井上的汲水工具，是架在井边的木棍，就是杠杆，一端挂水桶，一端坠大石头，供人们从井中取水用。在这两个词语里面，桔（jié）字都表示笔直的意思。

梗（gěng）字的意思有三个，一是植物的枝或茎，如菜梗；二是直，《尔雅》："梗，直也。"就是挺直的意思，如梗直；三是阻碍，如心梗、脑梗。桔梗的茎很直立，桔梗的根肉质肥大，呈圆锥形，非常直，像胡萝卜的根，所以《本草纲目》云："此草之根结实而梗直，故名桔梗。"桔梗还有一别名叫梗草，名义同此。桔梗的梗究竟是指其茎直，还是其根直，目前不得而知，也许二者皆有之。

桔梗又叫铃铛花（Chinese bellflower）、和尚帽、四叶菜、白药、土人参以及道拉基（韩国、朝鲜）和 Kikyo（日本）等。铃铛花是指桔梗花全开时的花冠像铃铛；和尚帽是指桔梗花在未开花时花冠中间膨大，像是小气球，尤其像和尚的帽子，所以桔梗花的英文名叫气球花（balloon flower）；桔梗吃起来有点苦，所以又叫苦梗、苦桔梗、苦菜根；桔梗的根入药，色黄白，故名白药；土人参是指桔梗有时候会被充当人参使用，其他别名均有来源，就不一一列举了。

小贴士

桔梗和桔子的不同

有人会误以为桔梗乃桔子的梗，但实际上，桔梗与桔子没有任何关系。一是来源不同，桔梗是桔梗科桔梗属桔梗的根，桔子是芸香科柑橘属橘的果实；二是读音不一样，桔梗的桔（jié）字读洁，桔子的桔（jú）字读菊。橘子的橘字由于笔画多、难写，橘子又是常用字，所以桔子从宋代开始成为橘子的手头字，其实桔是橘的错别字，但桔子在民间已经成为橘子的俗称，在正式场合

和出版物中，桔子还要写成橘子，柑桔还要写成
柑橘，不能混淆。1977 年中国文字改革委员会发
布的《第二次汉字简化方案》中，曾将橘简化为
桔，并说明中药桔梗的桔仍读 jié，但该方案 1986
年废止，这样桔就已经不是橘的简化字了。

第三节
桔梗的价值

清朝时，许多汉族百姓因天灾人祸，迫于生计，越过山海关，涌向仍在沉睡中的北方沃野。但这里的土地并不适合种植中原的农作物，不过，移民们发现了桔梗这种极具生命力的本草，因其药食兼用开始大规模的引种驯化。从此，人们与桔梗相伴为生。随着社会生活的发展，桔梗越来越多的用途被开发出来。其价值总体来说，主要涵盖药用价值、食用价值和文化价值等多个方面。

一、桔梗药用价值

桔梗为我国传统常用中药，中医学认为，桔梗根味苦、辛，性平，入肺经，具有宣肺、祛痰、利咽、排脓的功效。主要用于治疗咳嗽痰多、胸闷不畅、咽痛音哑、肺痈吐脓。历代中医本草著作对桔梗的药用价值给予了充分肯定。《珍珠囊药性赋》云：

"其用有四：止咽痛，兼除鼻塞；利咽气，仍治肺痈；一为诸药之舟楫；一为肺部之引经。"

桔梗专入肺经，临床上用于治疗上焦病变时能引药上行。《伤寒杂病论》中记载的方剂中用到桔梗的方剂共有10首，且 10 首经方所主病症病位多为头面、咽部、胸中等身体上部疾患。其中记载有三物白散、桔梗汤等方剂，均以桔梗为主药。根据经方，后世学者还研制了复方桔梗麻黄碱糖浆、复方桔梗止咳片、化痰丸、祛痰灵口服液、健民咽喉片、小儿化痰止咳颗粒、强力枇杷露、桔梗八味颗粒等桔梗制剂，疗效确切显著。桔梗除具有止咳化痰的作用，还被用于咽喉疾病，桔梗苍耳煎还可有效地治疗鼻炎。清代黄宫绣的《本草求真》中写道：

"桔梗系开提肺气之圣药，可为诸药舟楫，载之上浮，能引苦泄峻下之剂至于至高之分成功。"

桔梗可宣肺通便。肺气的宣发与肃降相反相成，互相影响。肺与大肠相表里，大肠需借助肺气的肃降才能正常传导，正所谓"肺不能行下行之令，故大便闭"。治疗便闭时，每加用宣肃肺气之品，常能提高疗效。桔梗，宣发肺气，诚有"欲降先升，提壶揭盖"之意，使肺之宣肃协调有序，而大便自行。唐宗海在《中西汇通医经精义·脏腑之官》中指出：

"大肠之所以传导者，以其为肺之腑，肺气下达，故能传导。"

《神农本草经》曰桔梗"主胸胁痛如刀刺"。痛如刀刺，当属有瘀，桔梗能主之，是知此物有行气活血之力，临床上常用于治疗冠心病。血府逐瘀汤（《医林改错》）主治胸血瘀症，方中用桔梗，配伍枳实、牛膝、柴胡，辛升苦降，宽胸行气，理气分之郁结，行血分之瘀滞，使得气行则血行。《重庆堂随笔》：

"桔梗，开肺气之结，宣心气之郁，上焦药也。"

气血汇聚胸中，心肺同居上焦，肺主气而朝百脉，心主脉而行血，心肺气行则血脉流畅，反之则有痰滞痹痛之苦。

桔梗之功效，切不可拘于"舟楫之剂"。《神农本草经》谓桔梗主"胸胁痛如刀刺，腹满，肠鸣幽幽，惊恐悸气"。《本草崇原》曰："惊恐悸气，少阴病也。心虚则惊，肾虚则恐，心肾皆虚则悸。桔梗得少阴之火化，故治惊恐悸气。"实际上，古人早已把桔梗用于心悸失眠的治疗实践中了，如天王补心丹（《校注妇人良方》）主治阴虚血少，神志不安之证，方中桔梗为舟楫之药，载药上行，使药力缓行于上位心经，具镇魂魄、安神之功，可见在其组成药物中桔梗起直接的镇静安神作用。现代药理作用也证实了桔梗有镇静作用。

桔梗宣肺利气，通调水道，复脾之运化，住肾之蒸化，利三焦气化。肺失通调，脾失健运，肾失蒸化，三焦通调不利导致水湿内停，泛溢肌肤。三焦气化不利，或尿路阻塞，导致肾和膀胱气化失司，故为"癃闭"。根据"上窍开则下窍自通"的中医理论，桔梗开提宣通，源清流自洁，利膀胱之气化，故小便自利。

在临床中，桔梗与其他中药合理配伍，还能充分发挥其药物作用，扩大应用范围，故被历代医家所推崇。

桔梗在我国用于治疗疾病已有几千年的历史，但由于当时科学技术的限制，对药物成分和药理作用没有明确的答案。

20 世纪 40 年代开始，有学者对桔梗进行药理分析，应用现代分离分析技术，发现桔梗主要药理成分是桔梗皂苷，另外还含有萜烯类物质及远志酸、菠菜甾醇、菠菜甾醇葡萄糖苷、桦木脑、脂肪油、桔梗多糖、生物碱等，有祛痰止咳、抗炎、解热镇痛、镇静、抑制胃酸分泌及抗胃溃疡、影响肠平滑肌等作用。我国学者的研究表明，桔梗还具有降血压、扩张血管、降血糖、降血脂、抗胆碱、促进胆酸分泌、抗过敏、治疗胰腺炎及增强人体免疫力等广泛的药理作用；日本学者利用桔梗组培愈伤组织或分化根为原料制成了菊粉型肿瘤抑制剂。这些新的研究都使桔梗的药用价值得到了进一步的体现。

二、桔梗食用价值

"桔梗呦，桔梗呦，桔梗呦，桔梗，白白的桔梗呦长满山野。只要挖出一两棵，就可以满满地装上一大筐……"每到秋风起，朝鲜族的妇女们便会一边哼着这欢快的曲调，一边为家人炮制桔梗甘草茶。用桔梗 100g，甘草 100g，共研为末，细筛分包，每包 10g，泡茶饮，可清热化痰，宣肺止咳。

桔梗在我国大部分省区均有分布，但以产于北方从长白山过渡到松辽平原的长白山区野生桔梗为上品。桔梗中含有大量的多糖、蛋白质、粗纤维，多种人体必需氨基酸和矿物质元素。植物多糖，具有抗肿瘤、抗衰老、增强免疫功能等作用。桔梗中的蛋白质含量丰富，高于其他根茎类蔬菜，如马铃薯、山药等。粗纤维能起到降低血浆胆固醇水平、改善大肠功能、改善血糖生成反应等作用。桔梗中氨基酸的种类在16种以上，其中包括8种人体不能自行合成的必需氨基酸（苏氨酸、缬氨酸、蛋氨酸、异亮氨酸、亮氨酸、色氨酸、苯丙氨酸和赖氨酸）。桔梗中富含大量的矿物质元素，如镁（Mg）、铁（Fe）、锌（Zn）、锰（Mn）、钙（Ca）等。桔梗营养丰富，在我国东北地区及日本、韩国、朝鲜等东亚国家，桔梗都是常用蔬菜之一。

桔梗的嫩苗可在春季采用，食用时，将摘下的嫩苗先用开水焯一下，再用凉水冲净，可直接生食，炒食，也可做汤食用。此时适逢北方蔬菜淡季，桔梗以其较高的营养价值和别具一格的独特美味丰富了人们的饮食，深受人们喜爱。

桔梗的根可在秋季采挖食用，采挖后，先将其根剥去外皮，放在淡盐水中浸泡一天以去掉其苦味，然后捞出控干后，撕成丝条状，然后用盐、生姜、糖、香油、芝麻、醋、味精等材料腌制，还要放上辣椒油。这种以桔梗为原料制成的咸菜称为"狗宝"咸菜。"狗宝"咸菜口感冷、甜、咸、辣、香俱全，品尝起来爽口开胃。这种"狗宝"咸菜不但朝鲜人喜欢吃，东北人也都喜欢吃，它已成为地方风味的一道小菜。

在我国，桔梗也自古便是一味药食兼具的中药。由于我国大部分地区都出产桔梗，因此食用较为方便，很适合人们用其进行食疗保健。在生活中，桔梗的食疗作用早已得到普遍应用，如干桔梗或鲜桔梗去皮后用水煎汤，有祛除疲劳和镇痛之功效。桔梗作为滋补的食材，平时煎熬食物中加入一些桔梗，可以起到祛火凉补的功效。乙肝和肝炎患者平时用桔梗煎汤饮用，可作为日常保健饮品。用白酒浸泡桔梗，酒的口味更好，并可疏筋通血，强身健体。在家庭中，就可以用桔梗做一些既简单又具有保健功效的药膳：

桔梗粥具有化痰止咳的功效。

桔梗汤具有清热化痰的功效。

桔梗冬瓜汤具有疏风清热，宣肺止咳的功效。

银耳桔梗苗具有滋阴润肺、养胃生津、防癌抗癌的功效。

桔梗香菇汤具有补脾胃、益气血、降血压、防癌抗癌的功效。

近年来，我国雾霾严重，肺部疾病发病率显著增加，食用桔梗能够预防肺部疾病。随着人们保健意识的增强和对桔梗保健价值认识的深入，市场上对桔梗的需求量在不断的增加。

三、桔梗文化价值

桔梗的文化价值体现在从古至今各族人民对桔梗的发现、驯化、种植、加工、销售、利用等各个环节。简言之，就是各族人民在发展过程中所创造的各种有关桔梗的物质财富与精神财富的总和，称为桔梗文化。

桔梗作为药用、食用的历史源远流长。"桔梗"一药始载于东汉末年《神农本草经》。中国人吃桔梗最早的记录见于东晋陶弘景的《名医别录》中，同时该书也首次记载了桔梗的产地："生嵩高（今河南登封县）及宛朐（今山东曹县）"。我国过去仅北方有零星栽培桔梗，以供药用。除东北朝鲜族聚居的地区有食用习惯外，很少有用作食品的。改革开放以后，由于我国栽培的桔梗质优价廉，韩国、日本、东南亚一些国家大量从我国进口桔梗，国内食用也由北向南逐步发展，用量大大增加。随着桔梗需求量的增加和人类的过度采挖，野生桔梗资源采挖殆尽，恢复周期较慢，在全国市场上均货源稀疏，货紧价扬。因此人工种植便成为解决供需矛盾的必由之路。由此便形成了国内几大种植桔梗的桔梗之乡和内蒙古赤峰市的"牛家营子桔梗"、河南省商城县的"商桔梗"、河南省桐柏县的"桐桔梗"、四川梓潼的"梓桔梗"等桔梗品牌。

我国是桔梗的主要生产国和出口国，韩国从我国大量进口鲜桔梗，加工成成品，在本国销售或销往日本、美国及其他国家，后来为了降低成本，干脆把加工点放在我国产地，获益匪浅。国内不少企业也加入到桔梗开发研制行列。随着人们生活水平的日益提高，人们对健康的要求也越来越高，绿色自然、健康饮食成为新的消费潮流，人们希望食用高品质的健康食品，减少疾病的产生和减缓疾病的发展，增强免疫力。因桔梗有较多的生理活性，因此具有较大的研发价值。桔梗根及其提取物可用做酒精吸收抑制剂和抗胆固醇成分添加于饮料中，起到控制血液中酒精浓度的提高和降脂作用。桔梗还具有降低烟草毒性的作用，因此可制成烟草添加剂。

而以桔梗为主，开发出的常春茶具有益气养颜、活血化瘀、理气运脾之功效，是保健和抗衰老的佳品。桔梗可用来制粉，还可做罐头、低糖桔梗脯、桔梗晶、桔梗面条等食品。经研究，桔梗的提取物可抑制黏多糖的降解，消除氧自由基，具有抗氧化作用，可用于抗衰老化妆品的研制。同时报道用酸液电解作用制备香味物质及色素物质用于化妆品的生产。此外，尚有许多其他的用途，保健食品、杀虫剂、杀菌剂、兽药等。因此，桔梗在医药、保健和食品、农业等多方面具有广阔的综合开发利用和研究前景，也具有很大的经济和文化价值。

桔梗的文化价值的另一方面体现在其具有一定的观赏价值。桔梗为多年生草本植物。桔梗的花期很长，南方可从5月至10月，北方7月至9月连续开花。桔梗叶对生、轮生或互生，叶色鲜绿，表面光滑亮泽，观赏效果较好。花单朵或两三朵着生于梢头，含苞时如僧帽，开后似铃铛，花呈紫蓝、翠蓝、净白等多种颜色，花有单瓣、重瓣和半重瓣的，花姿宁静高雅，花色娇而不艳，花瓣紫中带蓝，蓝中见紫，清心爽目，清幽淡雅庄重，观赏性强，不论是园林绿化还是公园装点，或用作大型庆典时烘托气氛，都是非常优良的花卉品种，别具一景。在百姓家中，或庭院，或居室栽几株桔梗花既赏心悦目，亦尽显情趣。特别是在盛夏时节里，能给人以宁静、幽雅、舒适的感觉。桔梗鲜花也适于作切花，在花卉市场上算小众切花，普及度不是很高，但单插或花束中搭配一两朵，会格外引人注目。

　　桔梗文化的形成是个漫长的历史过程，在这个传统文化日趋全球化的时代，桔梗的产业化开发及对其在临床、药理、化学等各方面的深入研究，使得桔梗文化被注入了现代文化的内涵。在未来社会发展中，桔梗文化还将不断被融入许多新的元素，更加突显其新时代的文化价值。

第四节
桔梗的产地

一、桔梗历史产地

《名医别录》首次记载桔梗的产地："生嵩高（今河南登封县）及宛朐（今山东曹县）"。宋代《本草图经》："关中（今陕西关中盆地）桔梗，根黄，颇似蜀葵根。"并附有和州（今安徽和县）桔梗、解州（今山西解州）桔梗及成州（今甘肃成县）桔梗图。《本草品汇精要》将和州、解州、成州列在道地项。宋代将桔梗的产地记载扩增为陕西、安徽、甘肃、山西等地。《中国中药区划》（1995年）："安徽桐城的'桐桔梗'等均为当地的道地药材。"

从那些民间传说中也可以看出，湖北英山、河南桐柏山、陕西商洛等都曾是桔梗的历史产地。随着桔梗的产地渐渐扩大，桔梗初见南北分化现象。《药品化义》记载桔梗以南方产者为佳："用南产者佳，北方者味甘，但能提载，不能开散，宜辨之。"民国时期文献则进一步记载桔梗产地与质量的关系，《增订伪药条辨》："桔梗出安庆古城山，色白有芦，内起菊花心，味甜带苦者佳；宁国府泾县者性味略同，亦佳。"安庆古城山、宁国府泾县等均处秦岭淮河以南，与《药品化义》

中"南产者佳"相符。

桔梗的产地不同，质量往往差别很大。当代中药学文献认为北桔梗产量大，味甜，食用更佳。南桔梗较苦，宜供药用。《中药材品种论述》（1990年）："解放后，市售桔梗有北桔梗与南桔梗之分，产于河北、山东、山西及内蒙古与东北诸省者称北桔梗，产于安徽、江苏、浙江者称南桔梗。"《中国商品大辞典·中药材分册》："南桔梗又称苦桔梗，主产于安徽、江苏、浙江……北桔梗又称甜桔梗，主产于东北、华北地区。"《中国药材学》（1996年）："以东北、华北产量大，称'北桔梗'，以华东产的质量较好，称'南桔梗'。"可见，"南桔梗"与"北桔梗"是以地域划分，前者产华东，后者产东北与华北，而究其质量则以"南桔梗"为佳。

二、桔梗产地变迁

桔梗最早多野生于海拔1100m以下丘陵地带的阳处草丛、灌丛中，少生于林下。桔梗在中国、朝鲜半岛、日本列岛、俄罗斯的远东地区均有分布，为广布种，适宜于温带地区生长。野生桔梗主要分布在黑龙江、吉林、辽宁、内蒙古、河南、河北、山东、山西、陕西、安徽、湖南、湖北、浙江、江苏等省区，四川、贵州、江西、福建、广东、广西等省区也有分布。

由于野生桔梗的资源耗竭，20世纪70年代后随着野生转家种试验成功，桔梗在全国各地均有栽培。家种最早为河南、山东，后为安徽太和，然后是陕西商洛、内蒙古赤峰，之后是甘南成县、云南大理。文献记载桔梗栽培产地有安徽太和、滁县、六安、阜阳、安庆、巢湖；河南桐柏、鹿邑、南阳、信阳、新县、商城、灵宝；四川梓潼、巴中、中江、阆中；湖北蕲春、罗田、大悟、英山、孝感；山东泗水；辽宁辽阳、凤城、岫岩；江苏盱眙、宜兴；浙江磐安、嵊县、新昌、东阳；河北定兴、易县、安国；吉林东丰、辉南、通化、和龙、安图、汪清、龙井；内蒙古赤峰等地。经过多年培育，逐渐形成内蒙古赤峰、山东淄博和安徽太和三大主产区格局，这三大桔梗基地涵盖了全国桔梗种植总面积的 75% 左右，近几年又形成陕西商洛、四川绵阳等为基地的次产区。

目前是地理标志保护产品的有"英山桔梗"（湖北黄冈）、"商桔梗"（河南信阳商城）、"梓潼桔梗"（四川绵阳梓潼）、"关岭桔梗"（贵州安顺关岭）、"李兴桔梗"（安徽太和李兴）等，拥有地理标志证明商标的有"英山桔梗"、"池上桔梗"（山东博山）、"桓仁桔梗"（辽宁本溪）等，属于农产品地理标志性产品的有"牛家营子桔梗"（内蒙古赤峰喀喇沁旗）。此外还有孟桔梗（山西省阳泉市孟县）、复兴乡桔梗（安徽省滁州市全椒）、罗山桔梗（河南省信阳市罗山）、辣桔梗（黑龙江省鸡西鸡冠区）、沾益桔梗（云南省曲靖市沾益）、太和桔梗（安徽省阜阳市太和）等。

第五节
桔梗的产业

桔梗，是一种兼具药材、食品、保健食品、化妆品及观赏品的颇有产业开发潜力的常用大宗药材，是近年来推广种植的热点品种。

桔梗应用于食品、保健食品：根可切制成菜肴，营养丰富，美味可口，在我国东北地区及日本、韩国、朝鲜等东亚国家，是一道名菜；桔梗中含有大量的亚油酸等不饱和脂肪酸，具有降压、降脂、抗动脉粥样硬化等作用，也是一种很好的功能性食品或保健食品；桔梗提取物制成的酒精吸收抑制剂，在人饮酒时，能抑制人体血液中的酒精含量升高。

桔梗应用于化妆品：桔梗提取物可用于研制抗衰老和美白的化妆品；桔梗与当归配伍，对面部色素斑（黄褐斑、雀斑）有疗效；桔梗水浸剂对表皮癣有抑制作用；桔梗与桂皮配伍制成的化妆水、化妆膏可以防治脚气和癣菌。

桔梗浸液还可作为气味掩饰剂加到杀虫剂中，应用于农作物喷杀害虫。

桔梗产业链上游产品是桔梗种子，下游产品是桔梗中药材、桔梗饮片、桔梗提取物、食品、保健食品、化妆品、天然色素和观赏品等。

2019 年桔梗种植面积 14 万~16 万亩，年药食需求量在1.0 万~1.2 万吨，年出口在 2000 吨左右。按产销情况来看，全国桔梗存在供大于求、盲目种植、产地加工低端重复等现象。桔梗的质量能否达标与稳步提升，将成为桔梗产业发展的关键，保障桔梗生产的绿色、道地、无污染、可追溯，已成为迫切需求。随着人们养生意识的逐渐加强，桔梗在食品、化妆品等领域的不断拓展，桔梗的健康产业将越来越好，桔梗原料需求将越来越旺盛。

一、产业中外市场情况

（一）国内市场情况

近年来，桔梗行情低迷，种植利润不高。2016 年，桔梗行情出现一次上涨；2017 年，因桔梗库存量庞大，行情保持平稳运行；到 2018 年产新前，桔梗行情小幅下滑，产新期间，行情回升至每千克 26 元左右。

1. 桔梗产地加工需升级

当前桔梗产地销售方式以鲜品为主，产地加工方式多为农民小作坊式，厂房简陋、设备单一、操作简单、缺乏技术规范、质量标准低。需要升级为企业加工方式，实现厂房标准洁净、设备全部为不锈钢材质，配套全面的操作规程和工艺标准，以保障产品质量。

2. 桔梗药材质量不稳定

2020 年版《中华人民共和国药典》（简称《中国药典》）

规定，桔梗按干燥品计算，含桔梗皂苷 D（CHO）不得少于 0.10%。桔梗中桔梗皂苷等有效成分的含量与生长年限有关，食用和鲜品出口的一般生长年限为 2 年，药用的需要生长 3 年以上，推迟采挖后亩产量增加且含量还会升高。桔梗种植户往往依据当年行情与收益的高低，有选择性地采挖。不同产地的桔梗质量有差别，含量达标的价格偏高，含量不达标的价格偏低。有些商贩为了降低成本，将价格便宜、含量不达标的桔梗掺到好货中来卖，致使桔梗的质量越来越难把控。

（二）国际市场情况

桔梗并非中药材国际贸易大品种，出口市场主要在韩国、日本、中国香港、中国台湾、泰国等亚洲国家或地区，占比超过 90%。2018 年桔梗出口额为 812.2 万美元，出口量为 2393.9 吨，干桔梗的价格平均 5.13 美元 /kg；鲜桔梗价格为 1.98 美元 /kg（表 1–1、表 1–2）。

表 1–1　2018 年桔梗出口情况

序号	市场	出口额（万美元）	出口数量（吨）	金额占比（%）
1	韩国	421.2	1772.3	51.9
2	日本	166.9	212.3	20.5
3	中国香港	50.5	114.9	6.2
4	中国台湾	44.6	89.6	5.4
5	泰国	40.9	56.2	5.0

表 1-2　2018 年桔梗对韩国出口情况

规格	出口额 （万美元）	出口数量 （吨）	出口单价 （美元 /kg）
鲜桔梗	256.3	1265.4	1.98
干桔梗	164.9	506.9	5.13

二、产业供需平衡现状

（一）20 世纪 60 年代至 80 年代产销情况

桔梗在我国大部分地区均有生产。新中国成立后，于 1963 年和 1977—1980 年列为国家计划管理品种，1980 年后由市场调节产销。20 世纪 60 年代以前，桔梗商品主要源于野生资源。20 世纪 70 年代野生转家种成功，扩大了生产面积，从此栽培桔梗进入市场，成为商品来源之一。40 年来桔梗产销起伏上升，保障了全国医疗用药需要，属于可以满足供应的品种。

20 世纪 50 年代中期，全国各地相继成立了药材公司。1957 年收购桔梗 4000 吨，而销售仅 800 吨，购大于销，出现了暂时积压现象。经过调整，1960 年收购 1240 吨，比 1957 年下降了 80%，产销逐渐接近正常水平，20 世纪 60 年代中期，随着医药卫生事业的发展，桔梗药用量不断增加，收购量也随之上升，1965 年收购 2800 吨，销售 2400 吨，购销基本持平。20 世纪 70 年代，由于需要量急剧增加，而野生资源不足，后期市场供应偏紧。1979 年收购 4000 吨，销售 4700 吨

（不包括出口）。1979 年后随着人工栽培桔梗的发展，市场供应逐渐缓解，产销较平稳。

20 世纪 80 年代初期，中药市场开放后，各项配套措施未能及时跟上，高价争购，刺激了药农大量采挖，盲目扩种。1983 年收购量猛增至 8000 吨，比 1982 年增长 1 倍，创历史最高水平。1984 年收购 6000 吨，销售仍保持在 4000 多吨，产大于销，造成积压，破坏了野生资源，也挫伤了生产者积极性。20 世纪 80 年代中后期，降低收购价格，使收购量减少到 2500 吨左右，产销趋于正常。

随着政策引导，近年来中药材产业扶贫生产扩张前 5 位品种分别是柴胡、黄芪、党参、桔梗、黄精。桔梗是扶贫热点品种第 4 位，全国有 126 个县在扶持贫困户时大力发展种植桔梗。

（二）目前全国桔梗各主产区种植面积、产量及费用

目前全国桔梗主产区种植面积及产量见表 1-3，主产地费用见表 1-4。

桔梗价格有很强的周期性，已经历了四次涨价周期，每次相隔 7 年左右，而且一次比一次高。第一次高价在 1990 年，最高价 14 元 /kg，涨价前 4.5 元 /kg。1993—1994 年跌至 2.8 元 /kg。第二次高价在 1997 年，最高价 18 元 /kg，涨价前 6.5~7 元 /kg；1999—2000 年跌至 4 元 /kg。第三次高价在 2003 年，最高价 19 元 /kg，涨价前 6 元 /kg，2005 年跌至 6.2 元 /kg。第四次高价在 2010 年，最高价 88 元 /kg，涨价前

表 1-3 桔梗各主产地种植面积及产量

产地	安徽大和县	陕西商洛市	甘肃成县	内蒙古赤峰市	河南豫西嵩县栾川	山东淄博、蒙阴	云南大理、丽江
桔梗种植面积（亩）	10000	10000	10000	100000~120000	6000~7000	种植面积不大，以鲜桔梗加工为主	1000
鲜货或干货亩产量（kg/亩）	鲜货1500	鲜货2000	鲜货2000~2200	鲜货2500~3000；干货700~800			干货500~600
鲜货或干货年产量（吨/年）	2000~3000	5000	鲜货8000		700	鲜桔梗丝1000	

表 1-4 桔梗四大产区种植数据统计

主产地	生长年限	包地（元/亩）	种子化肥（元/亩）	田间管理（元/亩）	采挖费用（元/亩）	每亩投入（元）	亩产鲜货（kg）	鲜货价格（元/kg）	亩毛收入（元）	亩净收入（元）	平均每年收入（元）
赤峰	2	3200	400	1500	1400	6500	2500~3000	4.5~5.5	12000~15000	5500~8500	2750~4250
商洛	4	1200	400	1000	800	3400	2000~2200	5.5~6.5	11000~13000	7800~9800	1950~2450
成县	4	2400	400	800	2000	5600	2000~2200	6~7	12000~14000	6000~8000	1500~2000
大和	3	3600	500	1000	1000	6100	1500~1700	5.5~6	9000~10500	3000~4500	1000~1500

14 元 /kg，2015 年跌至 16.5~17 元 /kg，低价持续到 2016 年 3 月。2017 年反弹到 33~35 元 /kg，2021 年跌至 26~27 元 /kg，2022 年反弹到 37~38 元 /kg，目前在 35~36 元 /kg 震荡。当前全国桔梗产销处于供略大于求态势。

（三）桔梗需求分布情况

目前桔梗的年需求量在 1.2 万 ~1.5 万吨，主要用于药用产业及食品加工，少部分用于出口，主要是韩国、日本及东南亚等地。而且随着人们养生意识的逐渐加强，桔梗的需求量将会逐渐增加。对桔梗品质的要求不断分化，药用桔梗要求生长年份适当，质量稳定，皂苷等有效成分含量符合《中国药典》标准；食用桔梗要求多糖含量高，纤维素含量少，更注重口感，可考虑培育蔬用桔梗专化型品种；出口桔梗则对重金属及农残检测要求更高，尤其出口韩国的产品对于硫磺熏蒸问题更为关注，出口日本的桔梗大都是作为药用，全部是干的切制品，对于药材的良好农业规范（GAP）种植管理和可追溯都有明确的要求。

桔梗产业供需情况遵循行业大环境的同时，又有自身的鲜明特征。以鲜桔梗计算：药用桔梗年需求干货量为 6000 吨（即鲜货 25000 吨）左右，平均生长 4 年亩产 1500~1800kg，年出土面积为 1.5 万亩、在地生长 6 万亩即可保证供应。食用鲜桔梗每年为 20000 吨，生长 2 年亩产 2000kg，年出土面积为 2 万亩、在地生长 4 万亩即可保证供应。两项合计在地面积保持在 10 万 ~12 万亩即可满足需求。目前桔梗在地面积内蒙古赤峰市 10 万~12 万亩，安徽太和 1 万亩，陕西商洛 1 万亩，甘肃成县 1.3 万亩，河南豫西 7000 亩，山东淄博蒙阴 2000 亩，云南大理 1000 亩。全国桔梗在地面积 14 万~16 万亩，已明显供大于求。将来价格即使有波动，涨跌幅度也会收窄。

三、产业区域市场发展

近几年除内蒙古赤峰外，其他产地的桔梗种植面积开始萎缩。桔梗种植由经济发达地区向经济落后地区转移，目前主要有以下七个主产区。

（一）安徽太和产区

安徽太和李兴镇及周边的桔梗产业从 1999 年开始下滑，现在已经由 10 万亩下降为 1 万亩，干货年产量也由鼎盛时的 8000 吨下降为 2000~3000 吨。现今太和李兴镇桔梗产业以产地加工为主，销售种子为辅，该地经销商主要从全国各地收购鲜货进行加工，技术及购销渠道成熟。

（二）陕西商洛产区

陕西商洛桔梗在地面积保持在 10000 亩左右，干货年产 5000 吨上下，大多种植在山坡地上，种子直播。商州主要在沙河子和岗村，山坡上全是桔梗，有 4000 亩。另外洛南县面积更大，主产区景村、沙坪、七乡、高河、齐坡、张家村、丰中等，种植面积比商州多 50%~60%，约有 6000 亩。因该地桔梗皂苷含量高其价格一直比亳州市场贵 2~3 元。亩产干货 400kg, 收入 8000~9000 元, 种植面积相对稳定。每年都有安徽太和李兴和亳州收购商来陕西洛南县收购鲜货 2500 吨左右, 有时上千吨。该地产量大小视鲜货价格高低而波动,"赶行情"价好 3 年起挖, 价低 4~5 年甚至 6 年起挖。

(三)甘肃成县产区

甘肃武陇南成县 20 世纪 90 年代开始引种, 成县小川镇是主产地, 一般生长 4~5 年有时 6~7 年采挖。2009—2010 年涨价鲜货 14 元, 在地桔梗全部挖完了, 2010—2012 年再次大面积开始发展, 2010 年种植 2 万多亩, 2011—2012 年种植了 10 多万亩, 2015 年鲜货年产上万吨, 2016—2018 年平均8000 吨鲜货, 近几年价低本地扩大种植极少。现在在地面积有 1 万多亩, 2019 年鲜货 4.5 元 /kg, 估计 2015 年以后种植的基本上会全部出土, 从 2020 年开始, 成县桔梗产量会连续几年不增加。

(四)内蒙古赤峰、兴安盟产区

内蒙古产区在地面积多年保持在 10 万 ~12 万亩, 2019年初桔梗在高价刺激下, 周边老百姓种植面积扩增很大, 食用桔梗 2 年起挖, 当地桔梗初加工技术成熟, 每年加工出口的桔梗片占 90%~95%, 药用桔梗 3 年起挖, 人工去皮后晾晒, 不刮皮 1500g、干货 500g, 去皮的 2000g、干货 500g, 亩产干货 700~800kg。只要价格超过 4 元 /kg, 包地人就合算, 亩收入达 8000~10000 元, 种植面积往往随着包地人的多少而上下波动。

（五）河南豫东、豫西嵩县栾川产区

河南产区有 2 个，一个是豫东（太和、亳州周边），以种植出售鲜桔梗为主，自己少有加工，鲜货挖出直接卖给亳州与太和的加工户；另一个是豫西嵩县栾川产区，种植面积维持在 6000~7000 亩，每年采挖 2000 多亩，可产干货 700 多吨。本地有药企与种植户签订合同，鲜货收购后在工厂直接加工成饮片。

（六）山东淄博、蒙阴产区

山东产区近几十年种植面积一直不大，桔梗产业以出口加工为主。尤其是鲜桔梗加工成食用桔梗丝，技术含量高，出口量极大，每年产新季除了本地 2 年生的桔梗加工之外，还从内蒙古赤峰等地收购大量鲜桔梗，每年出口鲜桔梗丝达上千吨。

（七）云南大理丽江产区

该产区约有桔梗 1000 亩，一般为 3 年生，亩产干桔梗 500~600kg，该产区土地有限，大面积推广发展有一定困难。

第二章 / 桔梗之品

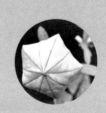

第一节
桔梗的种植

桔梗现主要以种植为主。桔梗为耐干旱植物，多生长在砂石质的向阳山坡、草地、稀疏灌丛及林缘砍伐后的山坡、较干旱的草原、岩石缝隙等阳光充足的生境。桔梗常在的群落有内蒙古栎树、槲栎林、榛灌丛、中华绣线菊灌丛和连翘灌丛等。由于桔梗对环境条件适应性较强，较能耐寒、耐热、耐旱，我国南北各地均可栽培。桔梗喜光、喜温和凉爽、喜湿润，生长发育期对土壤水分要求较高，对土壤酸碱度、土质也都有一定要求。因此适宜的产区、科学规范的种植，按时采收，才能从根源上保证桔梗的品质。

一、道地产区，品质之源

（一）桔梗种植生态基础

1. 土壤及地形选择

桔梗适宜在土层深厚、肥沃、疏松、排水良好的土壤或沙质土壤中生长，中性至微酸性（pH6.5~7.0）的土壤最好，黏土、沼泽地和低洼盐碱地均不适宜种植，易产生支根，影响药材外观质量，降低成品率。桔梗喜温和凉爽怕大风、喜光照湿润怕水涝，常野生于背风向阳山坡，所以种植地块宜选择海拔 1200m 以下、地形开阔、光照充足的地方；桔梗 2 年生以后高可达 50~100cm，茎秆较细，遇大风易倒伏，因此选地还要避开风口。以内蒙古赤峰桔梗药材栽培为例，技术规范中就明确规定了在平原或坡面平缓的山地丘陵地（最大 25°）种植。

2. 温度要求

桔梗对温度要求不严格，10~35℃都能生长，但气温高于 35℃或低于 20℃生长受抑制。播种期 17℃以上开始发芽，在土壤水分充足、温度 20~25℃条件下，播种 10~15 天出苗，当温度 14~18℃时，20~25 天才能出苗。开花期最适宜温度为 18~20℃。桔梗有较强的耐寒性，幼苗可忍受 −29℃低温而不至于受冻害。

3. 水分要求

桔梗虽为耐旱植物，但喜湿润，要求年降水量 700~800mm，播种期降水量 20~25mm，才能保证正常出苗，所以播种后如果土壤墒情不好，或遇干旱，会影响出苗。开花期降水量大于 25mm 则授粉正常，旺盛生长期降水量大于 350mm 则正常生长。桔梗怕水涝，土壤水分过多或积水容易形成主根短、支根多，严重的引起根部腐烂。

4. 光照影响

桔梗是成株喜光植物，要求年日照时数大于 1800 小时，每天日照时数 7~8 小时为宜，光照不足，植株生长细弱，发育不良，容易徒长和倒伏。但桔梗苗期怕强光直晒，须遮阴（图 2-1）。

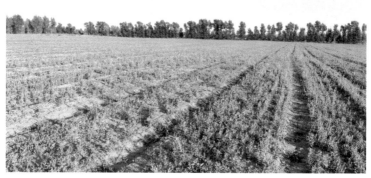

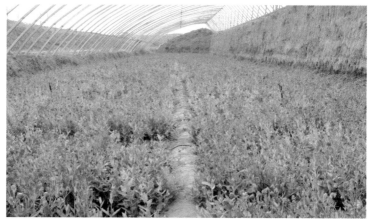

图 2-1　桔梗种植基地和大棚

5.生育期内主要气象灾害种类及指标

（1）干旱时段及指标　7月中旬至8月下旬是桔梗开花期，也是需水关键期，如遇干旱，对产量和品质及种子结实率影响极大。当气象指标为温度 ≥ 35℃，降水量 ≤ 100mm时，桔梗生长发育受到影响。

（2）秋季水涝　8月下旬至9月，是桔梗结籽和根迅速膨大期，如遇连阴雨，降水量偏大，栽植田积水，容易形成烂根，直接影响桔梗产量和品质。气象指标为连阴时间＞15天，过程降水量＞130mm，栽植田出现明水，桔梗田水浸72小时，将会出现烂根（图2-2）。

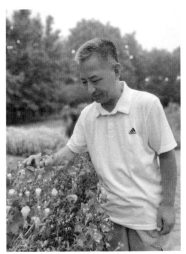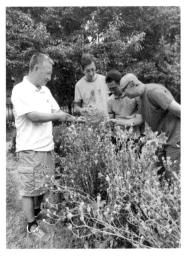

图2-2　笔者在桔梗种植园调研

6. 环境要求

无公害桔梗产品还要求无污染的种植环境。主要包括土壤、水质、大气环境符合无公害标准，远离重要公路500米，土壤应卫生、无病虫寄生和有害物质，尤其是重金属和农药残留含量须符合国家标准《土壤环境质量 农用地土壤污染风险管控标准》（GB15618—2018）（例如镉≤0.3mg/kg；汞≤0.5mg/kg；铬≤200mg/kg；砷≤30mg/kg；铅≤300mg/kg；

六六六 ≤ 0.5mg/kg；滴滴涕 ≤ 0.5mg/kg 等）。

 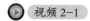

桔梗生长环境

（二）桔梗道地产区

据古代本草记载和现代考证，桔梗道地产区主要有山西解州镇，甘肃成县，安徽和县、桐城等。以根肥大、条粗均匀、色白、质充实、坚硬，味苦者为佳。

桔梗全国大部分地区均产，野生或栽培。大兴安岭山脉以及位于华东、西南、华中和华北交汇处的桐柏山和大别山地区为桔梗适宜区。河南桐柏县，安徽巢湖、桐城和四川梓潼为桔梗药材生产的最适宜区。

桔梗在我国栽培历史悠久，主产于安徽太和、滁县、六安、阜阳、安庆、巢湖；河南桐柏、鹿邑、南阳、信阳、新县、商城、灵宝；四川梓潼、巴中、中江、阆中；湖北蕲春、罗田、大悟、英山、孝感；山东泗水；辽宁辽阳、凤城、岫岩；江苏盱眙、连云港、宜兴；浙江磐安、嵊县、新昌、东阳；河北定兴、易县、安国；吉林东丰、辉南、通化、和龙、安图、汪清、龙井；内蒙古赤峰等地。

20 世纪 80 年代末有调查报告显示，中国主要的桔梗产区是东北、华北、华东、四川等四大产区，其中川产桔梗性状与《中国药典》收载的桔梗有所不同，主要是芦头不明显，因此只在省内使用；此外还有河南桐柏、内蒙古宁城等产地。

目前，我国栽培桔梗已形成三大主产区：内蒙古赤峰牛营子镇及周边地区，山东淄博池上镇及周边地区，安徽亳州及太和地区。药用桔梗主要产自安徽太和和内蒙古赤峰，食用桔梗主要产自山东淄博和内蒙古赤峰。山东产桔梗因口感微甜、清脆等特点，多以食用为主，大量出口韩国。内蒙古赤峰牛营子镇桔梗种植面积全国最大，素有"中国桔梗之乡"的美称，优质食用鲜桔梗通过山东企业加工后大量出口至日本、韩国。

近年来，由于多年连作导致病害严重，现在开始通过间作、套种、林下种植等特色适宜技术解决该问题。

二、规范种植，品质之根

桔梗种植从选种、整地到播种、移栽、田间管理（施肥、除草、间苗定苗、施药防病虫害、灌溉排水、疏花除花防倒伏），直至采收，都有一套详细的种植技术，每个步骤都须遵循严格的管理规范，科学繁育、肥水管理，合理使用农药，才能从根本上保证桔梗质量。栽培的药用桔梗一般至少2年以上才能进行采收，1年生桔梗产量低、有效成分含量少。食用桔梗对药效成分含量要求不高，可采收1年或2年生桔梗，肉质根色白嫩、口感脆香，具有较高的商品性。

（一）优良品种

近年来，桔梗育种逐渐受到重视，并且已经培育出多个桔梗新品种。其中主要是系统选育常规品种6个，包括"太桔

1号"（安徽省太和县高效农业开发研究所）、"鲁梗1号"和"鲁梗2号"等（山东省农业科学院）、"中梗白花1号""中梗粉花1号"等（中国医学科学院药用植物研究所）、"吉梗1号"（中国农业科学院特产研究所）；杂交选育新品种4个，包括"中梗1号""中梗2号""中梗3号"等（中国医学科学院药用植物研究所）；"中梗9号"（中国医学科学院药用植物研究所、安徽省农业科学院园艺研究所）。

（二）繁殖方式

桔梗有种子繁殖、扦插繁殖、切根繁殖、芦头繁殖等繁殖方式，生产中以种子繁殖为主，其他方法很少用。种子繁殖在生产上有直播和育苗移栽两种方式，因直播产量高，且根条直、分叉少，便于刮皮加工，质量好；育苗移栽成活率高，长势整齐，便于管理，无需间苗、补苗。

（三）种子处理及贮藏

桔梗种子细小（图2-3），温度18~25℃，播后10~15天出苗。1年生种子发芽率为50%~60%，2年生种子发芽率可达85%以上。为提高发芽率，种子处理及贮藏方式非常重要。

1. 种子处理

在桔梗生产和科研工作中，为了加快进程，常在桔梗种子成熟后立即进行播种育苗，但由于桔梗种子含有的内源萌发抑制物质——脱落酸（ABA）而表现出浅度休眠，影响桔梗种子的发芽和出苗。目前解除种子休眠、促进萌发的方法有如下几种。

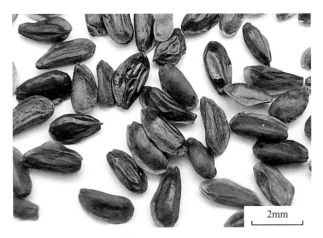

图 2-3　桔梗种子

（1）浸种　浸种可提高种子的发芽率，对低活力种子有效，对高活力种子影响较小。桔梗种子播种前浸种 12~24 小时可显著提高种子发芽率，以浸种 24 小时效果佳。不同浸种方式和不同培养液对桔梗种子发芽率有影响：40~50℃温水浸种 24 小时和蚕丝液培养组合的效果最好，培养 5 天后发芽率达 59%，15 天后发芽率达 93%。其他浸种处理方法如下。

①药剂处理：硝酸钾（KNO_3）溶液浸种可有效解除种子休眠，能显著促进种子萌发，其中以 0.5% KNO_3 溶液浸种 24 小时效果最佳。氯化钙（$CaCl_2$）、高锰酸钾（$KMnO_4$）、过氧化氢（H_2O_2）浸种也可以。

②激素处理：赤霉素（GA_3）有拮抗 ABA 的作用，适宜浓度的 GA_3 溶液浸种可以解除由 ABA 引起的种子休眠。250mg/L GA_3 溶液浸泡种子 24 小时，可以有效促进桔梗种子

萌发。

（2）层积处理　层积处理是指在适宜环境条件下，完成种胚的后熟过程和结束休眠促进萌发的措施，即将种子埋在湿沙中，经1~3个月的低温（1~10℃）处理就能有效解除休眠。桔梗种子层积处理48小时发芽率比对照提高23.08%，能改善桔梗种子发芽特性。

综合运用多种促进种子萌发的方法，可以显著提高桔梗种子萌发率。如室外越冬（-32~10℃），再用赤霉素溶液浸种；浸种8小时后放置在-30℃环境中72小时；300mg/L稀土溶液在22℃环境浸泡6天；有机溶剂（丙酮、甲醇、乙醇等）在10~20℃浸种72小时；20%或30%聚乙二醇6000处理桔梗种子7天；种衣剂处理桔梗种子等。

2. 种子贮藏

桔梗种子不耐贮藏，其萌发适宜温度为（25±1）℃，不同贮藏条件和处理方法对桔梗种子的发芽率有明显影响，贮藏条件以种子含水量、温度和气体三个因素最为关键。

常温条件下桔梗种子多贮藏1个月，种子发芽率下降15%，贮藏1年桔梗种子的活力基本丧失，其发芽率降到10%以下，田间出苗率则更低。低温有助于桔梗种子贮藏。-32~10℃低温条件下，桔梗种子贮藏5个月，其发芽率没有明显下降。高温高湿条件不利于桔梗种子贮藏。桔梗种子在相对湿度97%或75%，温度30℃时贮藏60天完全失去发芽能力。

桔梗种子可安全贮藏条件：温度 5℃，相对湿度 15%~75%；或温度 15℃，相对湿度 43%。

桔梗种子在 10℃即可萌发，但发芽时间长，20 天左右发芽率达到 21.5%；20℃时，发芽时间提前 10 天，发芽率达 50%；25℃时，发芽时间为 5 天，第 7 天达到发芽高峰，发芽率达 60%~80%。

（四）桔梗栽培技术

1. 选地整地

桔梗为直根系深根性植物，喜凉爽湿润环境。宜选择地势高、背风向阳、土层深厚、疏松肥沃、湿润而排水良好的砂壤土栽培，前茬作物以豆科，禾本科作物为宜，周边要远离玉米地，防止苗期受到玉米除草剂侵害，适宜 pH6.0~7.5。从长江流域到华北、东北均可栽培。施足基肥，每亩底肥保证施入农肥 3000~4000kg，增施过磷酸钙 20kg。深耕 40~45cm，使主根顺直，不分杈，整平、耙细、作畦。畦宽 1.2~1.5m，平畦或高畦，高畦畦高 15cm，畦长不限，作业道宽 20~30cm。土壤干旱时，先向畦内浇水或腐熟的稀粪水，待水渗下，表土稍松时再播种。

2. 播种或育苗

（1）播种时间 桔梗春播、夏播、秋播或冬播均可。秋播产量和质量高于春播，秋播时间：10 月中旬以前。冬播时间：11 月初土壤封冻前。春播时间：一般 3 月下旬至 4 月中旬，华北及东北地区 4 月上旬至 5 月下旬。夏播时间：6 月上旬小麦收割完之后，夏播种子易出苗。

（2）选种　桔梗种子应选择 2 年生桔梗当年所产非陈积的种子（种子陈积 1 年，发芽率会降低 70% 以上），要求充实饱满，可用适当的处理方法。种植前要进行发芽试验，保证种子发芽率在 90% 以上。

（3）播种　可直播或育苗移栽，多采用种子直播。种子直播长出的株叉少、根直、质量高，且方法简单、省时省力，被广为采用。

①种子直播：种子直播有条播和撒播两种方式，生产上多采用条播。条播按沟距 15~25cm、深沟 2.5~4.5cm、条幅 10~15cm 开沟，将种子均匀撒于沟内，或用草木灰拌种子撒于沟内，播种后覆盖细土或火灰 0.5~1.0cm，以不见种子为度。条播每亩用种子 0.5~1.5kg。撒播将种子拌草木灰均匀撒于畦内，撒细土覆盖，以不见种子为度。撒播每亩用种子 1.5~2.5kg。播种后在畦面上盖草保温保湿。直播后约 15 天发芽出土（图 2-4）。

②育苗移栽：育苗方法同种子直播。一般在 4~6 月份均可，过早，由于桔梗苗小影响苗的质量；过晚，苗大影响移栽，一般亩用种量 10~12kg。培育 1 年后，当根上端粗 0.3~0.5cm，长 15cm 时，即可移栽。11 月中旬前后至第 2 年春发芽前，深刨起苗不断根。开沟 15~20cm 深，按行距 25~30cm，株距 5~8cm 移栽，亩植 4.5 万 ~5.5 万株，按大、中、小分级，除去须根，分别移栽，斜栽于沟内，根挺直，

顶芽以上覆土 3~5cm。墒情不足时，栽后应及时浇水。移栽的根约 10 天出苗，移栽出苗比直播要早近 5 天，而且生长较快，植株苗壮（图 2-5）。

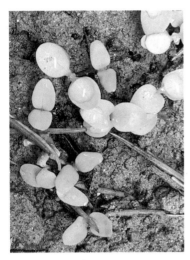

图 2-4　直播出苗　　　　图 2-5　移栽出苗

3. 田间管理

（1）间苗定苗　直播田在苗高 2cm 时适当疏苗，苗高 3~5cm 按株距 5~10cm 定苗。拔除小苗、弱苗、病苗。缺苗断垄处要补苗，补苗宜在阴天进行，带土移栽易于成活。

（2）中耕除草　桔梗前期生长缓慢，应及时除草，促进根系发育生长。苗高 3~5cm 时浅松土，拔净杂草。育苗移栽田定植浇水后，在土壤墒情适宜时，应立即浅松土一次，以免土地干裂透风，造成死苗。松土宜浅，以免伤根。中耕宜在土壤干湿度适中时进行，植株长大封垄后不宜再进行中耕除草。

（3）肥水管理　桔梗是喜肥植物，在生长期间宜多追肥，尤其在6~9月生长旺季。应在6月下旬及7月中下旬视植株生长情况适时追肥。11月下旬幼苗经霜枯萎后立即浇一层掺水人畜粪，上盖一层土杂肥，保护苗根安全越冬。第2年春天2月底或3月初扒开覆盖肥，以利出苗。肥料以人畜粪尿为主，配施少量磷肥和尿素（禁用碳酸氢铵）。一般亩施稀人尿粪、畜粪1000~1500kg或磷酸二铵和尿素各10~15kg。开沟施肥、覆土埋严、施后浇水或借墒追肥。桔梗怕积水，土壤积水会引起根部腐烂。无论直播或育苗移栽，一般不旱不浇，生长期的桔梗具较强的抗旱能力，如遇持续干旱和高温，要进行沟灌，或床播的要大面积喷水，浇水要浇透，不浇透容易滋生侧根，影响桔梗的质量、品质和价格。秋后浇一次水，第2年春结合施肥浇水。在夏季高温多雨时应及时做好疏沟排水，防止积水烂根、造成减产（出苗前后和根增粗时要保持土壤湿润）。

4.抹芽

移栽或第2年生桔梗易发生多头生长（图2-6），造成根杈多，影响产量和质量。应在春季桔梗萌发前后将多余枝芽抹去，每棵留主芽1~2个。

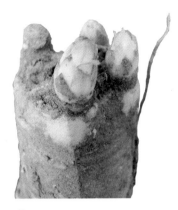

图 2-6 桔梗芦头及芽

5.打顶、疏花疏果

对 2 年生桔梗留种植株在苗高 15~20cm 时打顶，以增加桔梗果实的种子数和种子饱满度，提高种子产量。对 1 年生或 2 年生非留种桔梗植株要全部除花摘蕾，以减少养分消耗，促进根的生长，提高根的产量。也可在盛花期喷 0.075%~0.1% 的乙烯利，除花效果好。桔梗花期较长，开花多，要消耗大量养分，影响根部生长。除留种田外，疏花疏果可提高根的产量和质量，生产上可人工摘除花蕾，一般现蕾期就及时摘除，越早越好，结果后再掐果的效果较差。

6.防止倒伏

2 年生桔梗植株高 60~90cm 时，在开花前易倒伏。防倒伏措施：当植株高 15~20cm 时打顶；前期少施氮肥，控制茎秆生长；在 4~5 月喷施 500 倍液矮壮素，可使茎秆增粗，减少倒伏；当植株抽茎现蕾后，应及时培土裹根，也可防止被风折断或倒伏。

7. 留种

桔梗留种一是为生产提供所需；二是保证种性不因繁种年代增加而降低。桔梗为异花授粉植物，良种繁育时应注意隔离进行选择，以保持种性或使种性逐年提高。选择 2 年生植株结出的饱满种子，利于下一代植株生长健壮和高产。

一般选择健壮无病害的 2 年生植株留种，在植株 10~15cm 时进行打顶，以增加果实的种子数和种子的饱满度，提高种子产量和质量。桔梗花期较长，果实成熟时间参差不齐，可适时剪去弱小的侧枝和顶端较嫩的花序，使营养集中于中部果实。10 月蒴果变黄，果顶初裂时，连同果柄一起割下，先置室内通风处后熟 3~4 天，之后再晒干、脱粒，除去瘪子和杂质后贮藏备用。

8. 病虫害防治

桔梗属于药食同源类型药材，要求安全性较高，因此病虫害防治须坚持以预防为主、综合防治的原则，即通过抗性品种培育壮苗、科学施肥、强化田间管理等措施，并配合科学安全的化学防治手段，将有害生物控制在允许范围内（表 2-1）。

（1）病害　桔梗病害主要有根腐病、轮纹病、炭疽病、斑枯病、枯萎病等。

其中根腐病主要发病于 6~8 月，发病初期可用生石灰、草木灰等撒于地面，或用波尔多液浇株以防蔓延。亦可用多菌灵、代森锰锌＋甲霜灵等喷淋茎基部或灌根，视病情 7~10 天 1 次。

　　桔梗轮纹病一般6月下旬开始发生,7~8月发病严重。发病初期可用50%多菌灵500倍液,或50%甲基托布津1000~1500倍液,或65%代森锌可湿性粉剂600倍液,或50%万霜灵(3,4-二乙氧苯基氨基甲酸异丙酯)600倍液喷雾防治,每7~10天喷1次,连续喷2~3次。

表2-1　桔梗各种病虫害常用农药一览表

主要病虫鼠草害	常用农药	综合防治措施	限制规定
桔梗炭疽病	福尔马林、波尔多液、甲基托布津、代森锰锌、多菌灵	清园,排水	
桔梗斑枯病	甲基托布津、多菌灵、代森锌	清园,排水,增施磷肥、钾肥	
桔梗枯萎病	生石灰、甲基托布津、多菌灵	与禾本科轮作	
桔梗轮纹病	多菌灵、甲基托布津	排水	
桔梗根腐病	草木灰、波尔多液(生石灰、硫酸铜)	排水	
蚜虫	乐果、吡虫啉、敌敌畏、敌马乳油、灭蚜灵	除草,黄色黏蚜板	
地老虎	敌敌畏、敌百虫、毒死蜱、辛硫磷	机械翻耕,中耕除草,灯光诱杀	
鼠害	磷化锌、杀鼠迷、绿亨鼠药		禁用氯乙酸铵、氟乙酸、氟乙酸钠、毒鼠强等剧毒药剂

（2）虫害　主要是蚜虫、地老虎，还有拟地甲、红蜘蛛、食子虫等。

其中地老虎类是地下的主要害虫。桔梗出苗，可在桔梗苗周围撒施适量上述药土，可杀害在夜间出土的地老虎幼虫；或在桔梗苗床上用50%倍硫磷乳油2000倍液或50%辛硫磷乳油1000倍液进行喷雾，来杀灭地老虎类害虫。

虫害一般按常规方法防治，但应注意收获前20天禁止使用农药。药物防治应使用低毒、低残留、高效的农药，不得使用禁用农药。

（3）鼠害　主要有花鼠、鼹鼠、田鼠、山鼠等。

花鼠吃果实，后3种在地下打洞、破坏土层和危害桔梗根系。防治方法：一是物理灭鼠，二是化学灭鼠，三是生物灭鼠，四是生态灭鼠。

国家对鼠药管理十分严格，应合理选择鼠药，应选择有合格证、毒力适中、适口性好、对人畜禽植物无害、无抗药性、稳定性强的鼠药，像毒鼠强等不稳定、选择性差的剧毒药剂已停止使用。注意对植物不能有危害、无污染。防治时期：在土壤解冻至结冻前使用。

9. 桔梗种植中影响质量产量的常见问题

（1）多年连作　重茬种植，大量使用化肥，基肥以磷肥为主，不再追肥，农家肥基本不用，造成土壤退化，根腐病严重，导致桔梗产量、品质大幅下降。因此，及时合理施用农家肥、与其他非根类作物轮作以改良土壤、防止病害已十分紧迫。

（2）农户种植方式粗放　播种后田间管理较少，生长期间虫害多、农药使用多，个别存在施用六六六、甲胺磷、辛硫磷、对硫磷等国家禁止使用的农药，导致桔梗农药残留增加。

（3）品种无更新，良种繁育缺乏　各主产区40年间没有更换新品种，只种不选，随意引种，造成种质混杂、退化现象严重。

（4）壮根灵的使用　虽能大幅提高产量，但种子粒重和发芽率明显下降，出苗率无法保障，已威胁到桔梗生产的用种安全。中国医学科学院药用植物研究所已建立"中梗2号""中梗9号"良种繁育基地，生产杂交种以逐渐替代不合格常规种子。

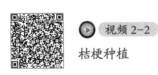

视频 2-2
桔梗种植

三、应时采收，品质之基

古代本草记载桔梗传统采收期一般为二月、八月或春、秋两季，于秋季植株枯萎后和春季萌动前采收为宜。近代本草书也普遍认为秋季采收较春季采收体重、质坚实，质量更佳。采收过早，影响产量，根部营养物积累尚不充分，折干率低；过晚则根皮难刮且不易晒干。桔梗营养生长中后期为最佳采收时期，此期折干率为 30% 左右。内蒙古、山东主要以春、秋两季采挖，安徽亳州太和除冬季上冻期全年均可采收。无论药用还是食用桔梗，采收前 1 个月内应禁止使用各种农药，以防产品中农药残留超标。

采收基本以人工为主，先用镰刀或农用机械将茎叶割去，再用钢叉（钢叉长度在 60cm 以上，以保证药材根型完整）、铁镐深挖出根（图 2-7），或用犁翻起（如需使用有机肥，可提前附于地表，采挖时一起翻入地下），将根拾出，除去泥土和杂质（图 2-8）。

▶ 视频 2-3

桔梗采挖

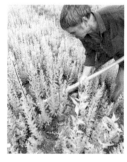

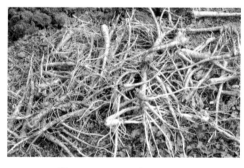

图 2-7　桔梗采挖　　　图 2-8　刚挖出来的鲜桔梗

一边采收一边装入干净的纤维袋中，放置时应松紧适宜不得挤压，尽快用洁净的运输工具运到粗加工场所，运输过程避免日光曝晒、雨淋和污染。要保持根的完整性，避免伤根汁液外流，更不要挖断主根，影响桔梗等级和品质。

因地区、播期及用途不同，收获年限也不同。直播的桔梗一般种植2~3年才可以采收，移栽苗种植当年可以采收；用于食品加工的，生长1~2年就可采收，如为药用，则需至少2年以上，有效成分含量才能达到要求，不同生长年限的栽培桔梗，大小粗细都有变化（图2-9）。南北方不同产地的桔梗，其外形也有较大差异（图2-10）。

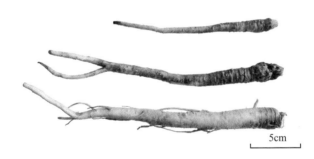

5cm

图2-9 不同生长年限的鲜桔梗根

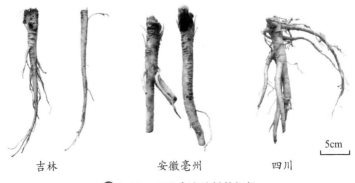

吉林　　　　　　安徽亳州　　　　四川

5cm

图2-10 不同产地的鲜桔梗根

第二节
桔梗的加工

一、如何从"农作物"成为药材和食品

桔梗从农作物成为药材，中间需经过若干不同的处理，统称为加工或加工炮制。凡在产地对药材进行的初步处理，称为产地加工或初加工，是将鲜品通过挑选、去杂、清洗、去皮、漂洗、干燥等措施，使之成为药材。古代药用桔梗产地加工方式多样，主要有三个方面：①直接晒干，《名医别录》《新修本草》："二、八月采根，曝干。"②去芦头，《证类本草》："凡使，去头上尖硬二、三分以来。"《本草品汇精要》"去芦头，锉碎用。"③去浮皮，《本草纲目》："今但刮去浮皮，米泔水浸一夜。"《本草从新》："去浮皮，泔浸，微炒。"

现代桔梗的产地加工也是三种：①洗净，除去须根，趁鲜切片晒干；②洗净，除去须根，趁鲜剥去外皮或不去外皮，干燥（《中国药典》）；③挖根后除去须根，刮去外皮，晒至半干，用手搓直，再晒至全干（《中国药材学》）。作为药材使用的桔梗初加工主要是洗净、去皮、干燥，桔梗整根晒干时，去皮易于干燥。

有文献报道桔梗皮、芦头也含有大量药用成分，且既往研究和实际临床应用中去皮、不去皮的桔梗其药效、毒性都

没有差异，故为了节省人力、避免资源浪费，药用桔梗可不去皮，但必须充分干燥，目的是及时除去水分防止霉变。桔梗芦头虽也含药用成分，但古代李时珍讲桔梗的芦头可"吐上膈风热痰实"、用法为"生研末，白汤调服一二钱，探吐"，而《中药大辞典》将桔梗芦头列为一味中药，且桔梗药效成分不仅仅有皂苷，将去下的芦头做另一味中药更为妥当。

（一）药用桔梗的初加工

1. 清洗去皮

药用桔梗采收后，洗净泥土，趁鲜去粗皮和较小侧根、须根。鲜桔梗外皮比较容易去掉，一般用竹刀或瓷片刮，也有用湿麻袋片捋或用去皮机清洗去皮，需注意不要伤及中皮，以免导致内部黄水流出，影响产品质量。现有机器进行自动清洗去皮（图2-11）。鲜桔梗要及时清洗去皮，放置时间一般不超过7天，为防止外皮干燥收缩不易刮去，可暂时用沙埋起来存放。

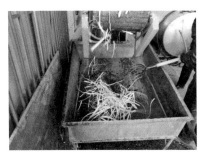

视频 2-4

桔梗去皮

图2-11　桔梗自动清洗去皮机

2.干燥

鲜桔梗水分含量高，去皮后应及时干燥，以免发生霉变和锈色。干燥一般采用自然晾晒法，晾晒时需经常翻动，近干时堆起发汗1天，使其内部水分转移到体外，再晒至全干。阴雨天可用火炕，炕至出水时出炕摊晾，待回润再炕至全干。有条件的可选用烘干设备进行烘干。在温度低于0℃的冬季，为防止药材冰冻，桔梗去皮后需在温度为75~80℃无烟烘干室烘干15分钟，以降低根表层水分，再晾干（图2-12）。

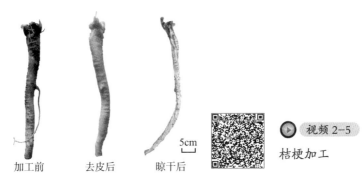

加工前　　去皮后　　晾干后　　　　　　视频2-5
桔梗加工

图 2-12　桔梗药材加工前后变化图

桔梗药材产地加工后外观质量等级（表2-2）、理化（表2-3）、重金属及其他有害物质限量、农药残留限量（表2-4）均应符合有关规定。

表 2-2 桔梗外观质量等级指标

项目	指标		
	选装	原装统	小统
直径（cm）	尾 ≥ 0.6		上部 < 0.6
色泽	表面白色；断面皮层白色，中间淡黄色	表面白色或淡黄白色；断面皮层白色，中间淡黄色	表面白色或淡黄白色；断面皮层白色，中间淡黄色
外观	呈顺直的长条形，下部渐细，无粗皮及细梢，具纵扭皱沟，并有横长的皮孔样斑痕及支根痕，无杂质、无虫蛀、无霉变、无空心		
气味	气微，味微甜、后苦		

表 2-3 桔梗理化指标

项目	指标（g/100g）
水分	≤ 13
总灰分	≤ 5.0

表 2-4 重金属及其他有害物质、农药残留限量指标

项目	指标（mg/kg）	项目	指标（mg/kg）
重金属总量	≤ 30.00	硫线磷	≤ 0.02（不得检出）
砷（以 As 计）	≤ 2.00	蝇毒磷	≤ 0.05（不得检出）
汞（以 Hg 计）	≤ 0.20	治螟磷	≤ 0.02（不得检出）
铅（以 Pb 计）	≤ 5.00	特丁硫磷	≤ 0.02（不得检出）
镉（以 Cd 计）	≤ 0.30	氯磺隆	≤ 0.05（不得检出）
铜（以 Cu 计）	≤ 20.00	胺苯磺隆	≤ 0.05（不得检出）
黄曲霉毒素 B_1	$\leq 5.00 \times 10^{-3}$	甲磺隆	≤ 0.05（不得检出）

续表

项目	指标（mg/kg）	项目	指标（mg/kg）
六六六	≤ 0.10（不得检出）	甲拌磷	≤ 0.02（不得检出）
滴滴涕（DDT）	≤ 0.10（不得检出）	甲基异柳磷	≤ 0.02（不得检出）
五氯硝基苯（PCNB）	≤ 0.10（不得检出）	内吸磷	≤ 0.02（不得检出）
甲胺磷	≤ 0.05（不得检出）	克百威	≤ 0.05（不得检出）
甲基对硫磷	≤ 0.02（不得检出）	涕灭威	≤ 0.10（不得检出）
对硫磷	≤ 0.02（不得检出）	灭线磷	≤ 0.02（不得检出）
久效磷	≤ 0.03（不得检出）	氯唑磷	≤ 0.01（不得检出）
磷铵	≤ 0.05（不得检出）	水胺硫磷	≤ 0.05（不得检出）
杀虫脒	≤ 0.02（不得检出）	硫丹	≤ 0.05（不得检出）
除草醚	≤ 0.05（不得检出）	氟虫腈	≤ 0.02（不得检出）
艾氏剂	≤ 0.05（不得检出）	三氯杀螨醇	≤ 0.20（不得检出）
狄氏剂	≤ 0.05（不得检出）	硫环磷	≤ 0.03（不得检出）
苯线磷	≤ 0.02（不得检出）	甲基硫环磷	≤ 0.03（不得检出）
地虫硫磷	≤ 0.02（不得检出）		

注：表中数据参照《食品中农药最大残留限量标准》（GB2763—2021）。

（二）药食兼备桔梗加工

鲜桔梗洗净去皮后整根晾干，自然晾晒时需经常翻动，到近干时堆起发汗 1 天，使其内部水分转移到体外，再晒至全干。冬季加工时需先经过无烟烘干室 75~80℃、15 分钟烘干，再晾干，以防止药材冰冻。

（三）出口鲜桔梗的加工

作为食用出口的鲜桔梗不去皮，清洗干净，不能伤及表皮，温度高时，可将洗净的桔梗摊开，自然散尽表皮的水分，然后进行挑选、分级、装箱，用带孔的纸箱包装，保证良好的通透性和吸湿性。4~10月，为防止较高温度的不利影响，运输时采用5~7℃保温集装箱进行保存，在这种温度下贮藏2个月，桔梗仍能保持新鲜。其他月份，室温较低，可使用鼓风机，加快空气流通速度，必要时放在温度为（24±1）℃的烘干机内，以烘尽其表面水分为度。

（四）食用桔梗的初加工

山东地区食用桔梗鲜品加工方法：鲜根—清洗—人工刮皮—水枪冲洗—放入沙袋—甩干桶甩干—人工拉丝—放入丝保鲜袋—注入无菌水—封口保存。赤峰地区食用桔梗干品加工方法：拉丝机拉丝后直接烘干或置于室外自然晾干，封箱保存（图2-13）。

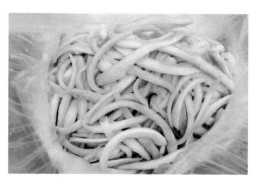

图2-13 食用桔梗加工品

二、桔梗的炮制方法

古代本草记载的桔梗炮制方法有净制（去芦、去皮）、切制、百合药制、炒制、姜汁炙、蜜制、米泔水制、酒炙、麸炒、醋制等 10 多种，现代桔梗常用的炮制方法主要有生用（净制、切制）（图 2-14）、炒制和蜜炙。桔梗为化痰止咳平喘之要药，生用味苦辛平，宣肺利咽、祛痰排脓，多用于外感咳嗽、咽喉肿痛；炒品味苦微辛，多用于寒饮或湿痰咳嗽、痢疾腹痛，用于治疗肠红入痢大肠气郁之疾时，需炒黄；蜜炙增强润肺止咳作用，多用于肺阴不足之咳嗽。

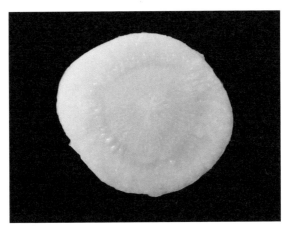

图 2-14 新鲜桔梗断面（去皮）

（一）桔梗生片

桔梗药材加工成饮片时，先用水闷润后切片，烘干后装袋保存。具体工艺如下。

（1）除去杂质，洗净，润透，切厚片（图2-15），干燥（《中国药典》2020年版）。

（2）除去杂质，洗净，润透，切薄片（图2-16），干燥（《浙江省中药饮片炮制规范》2015年版）。

桔梗生片性状：不规则圆形厚片（2~4mm）或薄片（1~2mm），表面白色或淡黄白色，有一浅棕色环，周边呈淡黄白色，有皱纹。无臭，味微甜后苦（图2-15、图2-16）。

图 2-15　桔梗厚片　　　　图 2-16　桔梗薄片

（二）炒桔梗饮片

取桔梗饮片，按清炒法炒至表面微黄色，微具焦斑时，取出，摊凉（《浙江省中药饮片炮制规范》2015年版）。

炒桔梗片性状：形似桔梗生片，表面微黄色至黄色，有的有焦斑。微具焦香气，味微甜后苦（图2-17）。

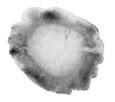

图 2-17　炒桔梗片

（三）蜜桔饮片

（1）桔梗片，按蜜炙法炒至片面呈黄色，不粘手（《河南省中药饮片炮制规范》2005 年版）。

（2）取桔梗饮片，按蜜炙法炒至不粘手时，取出，摊凉。每桔梗 100kg，用炼蜜 15~25kg（《浙江省中药饮片炮制规范》2015 年版）。

蜜桔梗片性状：形如桔梗生片，表面淡黄色至淡棕黄色，滋润，微具蜜糖香气，微甜而后苦（图 2-18）。

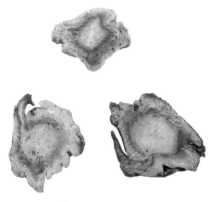

图 2-18　蜜桔梗片

有研究显示，各种炮制品的桔梗总皂苷含量均比生品高，尤以蜜炙的含量最高。以桔梗总皂苷浸出率为指标，比较炒制和烘制效果，结果发现烘制较好，90℃烘 45 分钟为最佳炮制条件。不同桔梗饮片质量标准（表 2-5）。

表 2-5　桔梗各饮片质量标准

品名	炮制	规格	收载标准
桔梗		药材	《中国药典》2020 年版一部
桔梗片	切制	饮片（厚片）	《中国药典》2020 年版一部
	切制	饮片（薄片）	《浙江省中药饮片炮制规范》2015 年版
炒桔梗	炒制	饮片	《浙江省中药饮片炮制规范》2015 年版
蜜桔梗	蜜制	饮片	《河南省中药饮片炮制规范》2015 年版
蜜桔梗	蜜制	饮片	《浙江省中药饮片炮制规范》2015 年版

　　桔梗饮片按炮制规范是将干药材用水润透后再切片、干燥，但在浸泡过程中易导致皂苷和多糖等有效成分的流失，且若不能及时干燥还易生霉，商家往往会采用硫磺熏蒸的办法，既防虫、防霉还有利于饮片干燥、颜色发白好看，但易导致饮片内在质量发生变化和二氧化硫残留超标。近年来部分药材和饮片规定了二氧化硫残留量检测质量控制要求，过度硫熏得到抑制，但市场上渐渐兴起在产地初加工后趁鲜直接切片的做法，既好切省事又有利于药材饮片的快速干燥，但不宜在新鲜时马上切片，易导致其乳汁黄水外流、有效成分损失，应在未完全干透时切片效果较好。从市场上饮片的现状看很多都是这种情况。另外，《中国药典》和相关炮制规范中只说到切厚片或薄片，并未规定是直切还是斜切，所以目前市场上多数饮片是不规则圆片，但也有不少斜片，其质量从性状上就不如圆片容易辨别判断。由于药材质量和饮片

加工工艺的不同，桔梗饮片性状参差不齐、质量相差也较大（图 2-19~ 图 2-21 ）。

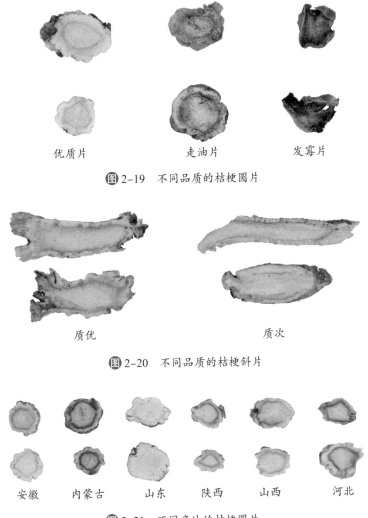

优质片　　　　　　走油片　　　　　　发霉片

图 2-19　不同品质的桔梗圆片

质优　　　　　　　　　　　　质次

图 2-20　不同品质的桔梗斜片

安徽　　内蒙古　　山东　　陕西　　山西　　河北

图 2-21　不同产地的桔梗圆片

炮制

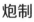

　　药房、药店、饮片厂、制药厂对中药材进行再处理加工，使之成为医院、患者可直接用于疾病防治的中药饮片，则称为炮制。桔梗必须经炮制才能用于临床，炮制方法不同，功效也不同。

第三节
桔梗的优劣鉴别

桔梗的质量鉴别方法主要有性状鉴别法、显微鉴别法和理化分析法。这三种方法各有优势，相互补充，可从不同方面进行桔梗的质量控制。

一、历版《中国药典》收载情况

《中国药典》自1963年版开始，每版均收载桔梗药材和饮片，检验项目从最初的只有药材的性状鉴别，到现在的药材和饮片的显微鉴别、薄层色谱鉴别、检查、含量测定等，质量控制手段不断完善提高，桔梗的质量也越来越有保证（表2-6）。

表2-6 历版《中国药典》收载桔梗质量标准情况

年份	鉴别	检查	含量	饮片炮制方法
1963年版	（1）性状鉴别（直径1~1.5cm）	无	无	去杂，去芦，洗净，切片
1977年版	（1）性状鉴别（直径1~1.5cm） （2）显微鉴别	无	无	去杂，洗净，切片
1985年版	（1）性状鉴别（直径1~1.5cm） （2）显微鉴别	无	甲醇浸出物（药材≥6.0%）	去杂，洗净，切厚片

续表

年份	鉴别	检查	含量	饮片炮制方法
1990年版	（1）性状鉴别（直径0.7~2cm）（2）显微鉴别	无	甲醇浸出物（药材≥6.0%）	去杂，洗净，切厚片
1995年版	（1）性状鉴别（直径0.7~2cm）（2）显微鉴别	无	甲醇浸出物（药材≥6.0%）	去杂，洗净，切厚片。斜椭圆形或不规则薄片
2000年版	（1）性状鉴别（直径0.7~2cm）（2）显微鉴别（3）薄层鉴别（药材对照）	无	甲醇浸出物（药材≥6.0%；饮片≥5.5%）	去杂，洗净，切厚片。斜椭圆形或不规则薄片
2005年版	（1）性状鉴别（直径0.7~2cm）（2）显微鉴别（3）薄层鉴别	无	甲醇浸出物（药材≥6.0%；饮片≥5.5%）	去杂，洗净，切厚片。斜椭圆形或不规则薄片
2010年版、2015年版、2020年版	（1）性状鉴别（直径0.7~2cm）（2）显微鉴别（3）薄层鉴别（修订三氯甲烷-乙醚展开剂比例1∶1为2∶1）	药材（水分≤15.0%；总灰分≤6.0%；浸出物（乙醇）≥17.0%）；饮片（水分≤12.0%总灰分≤5.0%；浸出物（乙醇）≥17.0%）	高效液相色谱法（桔梗皂苷D 0.10%）	饮片去杂，洗净，切厚片。椭圆形或不规则厚片

1963年版《中国药典》在【来源】中提到桔梗药材多为野生，全国各地多有生产，主产于安徽、湖北、河南等地。还提到"刮去灰黄色外皮"；在【性状】中有"其带有灰黄色

外皮者不宜入药"、在【炮制】中有"去芦"的规定，可见当时对桔梗药材有去皮去芦头的要求。

关于药材品质优劣的描述在 1963 年版《中国药典》提到"以条粗均匀、体质坚实、色白、味苦者为佳。条不匀、折断中空、色灰白者质次。其带有灰黄色外皮者不宜入药。"在 1977 年版《中国药典》中描述为"以条肥大、色白、体实、味苦者为佳。"

自 1985 年版《中国药典》以后，没有再在【来源】和【性状】项对桔梗药材品质进行描述，但增加了甲醇浸出物含量测定，对桔梗药材品质的要求进一步量化了。1990 年版《中国药典》对药材的直径从 1~1.5cm 调整为 0.7~2cm，更符合药材的实际情况。1995 年版《中国药典》开始在【炮制】项下增加对饮片性状的描述，2000 年版《中国药典》进一步对桔梗饮片也增加了甲醇浸出物含量测定，而自 2010 年版《中国药典》开始到现在，对桔梗药材和饮片的检验增加了薄层色谱鉴别、水分和总灰分检查以及主要有效成分桔梗皂苷D 的高效液相色谱法含量测定，新颁布的 2020 年版《中国药典》继续收载了桔梗药材和桔梗饮片（厚片），已在 2020 年12 月 30 日执行，标准正文较 2015 年版没有变化。

二、桔梗质量鉴别方法

（一）性状鉴别法——直观的质量控制方法

性状鉴别是凭借人的感官去鉴别桔梗的质量，内容涉及形状、大小、色泽、表面、断面、质地、气味等7个方面。桔梗药材和桔梗饮片可以通过该方法辨别质量。根据历代本草记载和现代市场调查，桔梗药材以"根形顺直长条、分枝少、体坚实"者为好。至于桔梗药材表面颜色，历代本草至2010年版《中国药典》，都描述为"色白""白色或淡黄色"，以往有用硫磺熏蒸药材防止霉变的做法，但会造成二氧化硫残留超标，而硫磺熏后的药材表面鲜亮发白，却易使人误认为是优质桔梗药材，故2015版《中国药典》将桔梗表面性状修订为"淡黄白色至黄色"，更符合自然晒干药材的真实情况。

断面特征也是关键点。以往对桔梗断面特征曾有"菊花心""金井玉栏"的形象描述，说的就是桔梗断面皮层窄、类白色，木部宽、淡黄白色，形成层呈环棕色的特征。为防止硫磺过度熏蒸导致药材质量问题，2015年版《中国药典》同样将以往药典描述的"皮部类白色、木部淡黄白色"修订为"皮部黄白色、木部淡黄色"。

桔梗药材性状特征《中国药典》2020版）

主根呈圆柱形或略纺锤型，下部渐细，有的有分支，略扭曲。长7~20cm，直径0.7~2cm，表面淡黄白色至黄色，不去外皮者表面黄棕色至灰棕色，具纵扭皱沟，并有横长皮孔样瘢痕及支根痕，上部有横纹。有的顶端有较短的根茎或不明显，其上有数个半月形茎痕。质脆，断面不平坦，形成层环棕色，皮部黄白色，有裂隙，木部淡黄色。气微，味微甜后苦（图2-22、图2-23）。

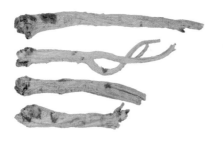

5cm

图2-22　去皮桔梗药材及断面

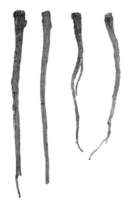

5cm

图2-23　带皮桔梗药材及断面

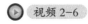

视频 2-6

桔梗鉴别

（二）显微鉴别法——微观的质量控制方法

显微鉴别法是借助显微镜，通过对桔梗的切片、棱晶、乳管、导管、菊糖等特征进行鉴别的一种方法（图 2-24、图 2-25）。通过显微切片查看是否含有菊糖是区别桔梗伪品丝石竹（霞草）、西南蝇子草（洱源土桔梗）和长柱沙参的方法之一。

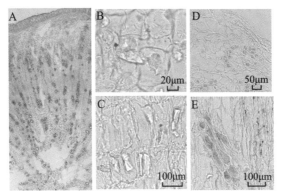

图 2-24　桔梗横切面及显微特征图

A：桔梗横切面；B：菊糖；C：草酸钙棱晶；D：乳汁管横切面；
E：乳汁管纵切面

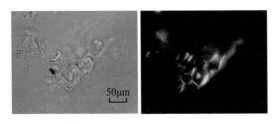

图 2-25　桔梗菊糖及偏光图

（三）理化分析法——现代化的质量控制方法

理化分析方法是借助现代仪器设备，如高效液相色谱仪、气相色谱质谱联用仪、原子吸收分光光度计等，对桔梗中主要化学成分进行鉴别、含量测定或有毒有害物质的测定。特别是对含桔梗的中成药，如黄氏响声丸、蜜炼川贝枇杷膏、感冒止咳颗粒等，理化分析更为重要。

1. 桔梗的化学成分

三萜皂苷类化合物是桔梗的主要有效成分之一，其总含量高低是衡量桔梗内在质量优劣的重要标准。桔梗的化学成分有 100 多种，目前，关于桔梗化学成分的报道主要集中在皂苷类、黄酮类及多糖类这三类成分上，此外还有挥发油、氨基酸、脂肪油及脂肪酸等。

（1）皂苷类 有研究报道，现已经从桔梗中分离了 70 种皂苷类成分，均为五环三萜衍生物。包括桔梗皂苷 A、桔梗皂苷 D、桔梗皂苷 E、桔梗皂苷 D_2、桔梗皂苷 D_3；去芹糖桔梗皂苷 D、去芹糖桔梗皂苷 D_2、去芹糖桔梗皂苷 E；远志皂苷 D、远志皂苷 D_2 等，其主要活性成分为桔梗皂苷 D（表 2-7）。

（2）黄酮类 从桔梗中共分离了 9 种黄酮类成分，包括飞燕草素 – 咖啡酰芦丁醇糖苷、芹菜素、木犀草素等。

（3）多糖类 桔梗中含糖量高达 61.2%，均由果糖组成，现已分离鉴定出结构的有桔梗聚糖 GF_2、GF_3、GF_4、GF_5、GF_6、GF_7、GF_8、GF_9。

（4）挥发油 现已从桔梗中检测分离出 75 种挥发油类成

分，鉴定了其中 21 种。

（5）氨基酸　桔梗中含有多种氨基酸，包括 7 种人体必需氨基酸。

（6）脂肪油、脂肪酸　桔梗根中脂肪油的含量为 0.92%。现已从桔梗脂肪油中分离鉴定了亚油酸、亚麻酸、硬脂酸等 34 种脂肪酸。

（7）其他成分　此外，桔梗中还含有多种维生素、矿物质元素、含氟类化合物、多炔类化合物等。

桔梗中皂苷类成分的苷元化学结构绝大多数属于 12- 烯 - 齐墩果烷型五环三萜衍生物，通常在 3 位和 28 位连糖形成双糖链皂苷。依据苷元母核的结构变化规律，可分成 3 类：①桔梗酸类，母核为 A 型，有 15 种，如桔梗皂苷 D 就是这一类；②桔梗二酸类，母核为 B、C、D，有 6 种；③远志酸类，母核为 E 型，有 14 种（图 2-26）。

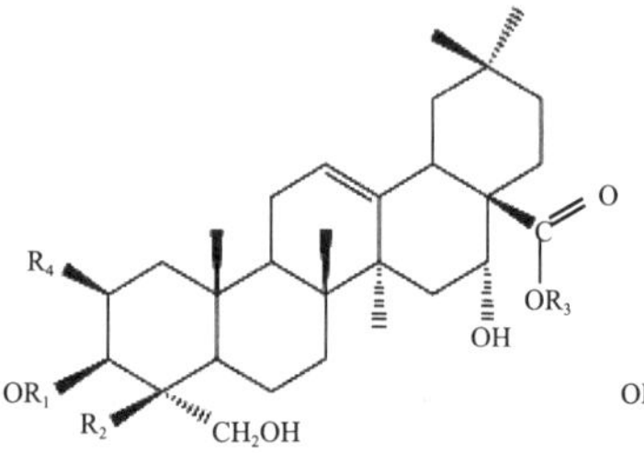

A 型母核

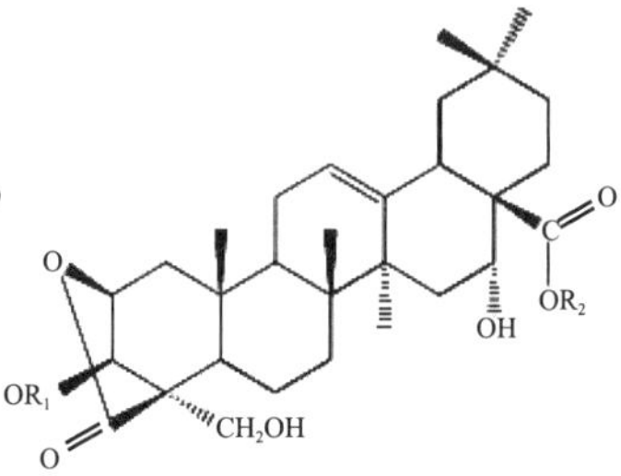

B 型母核

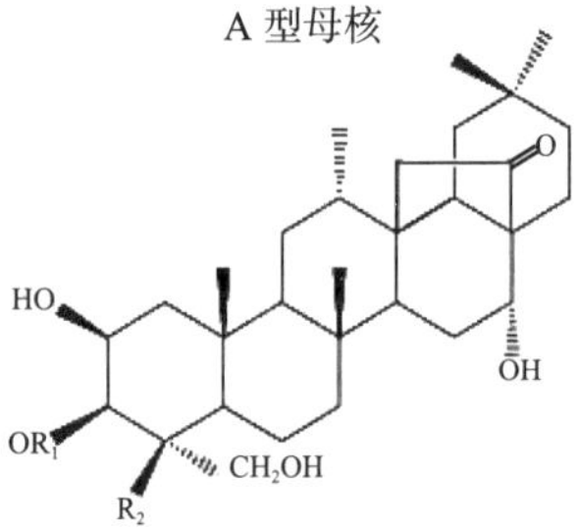

C 型母核

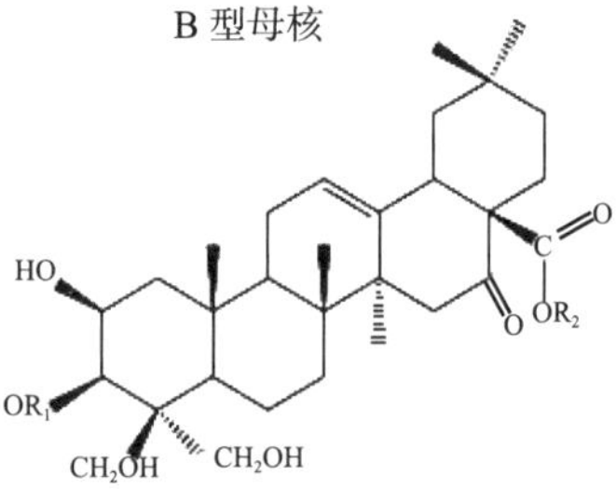

D 型母核

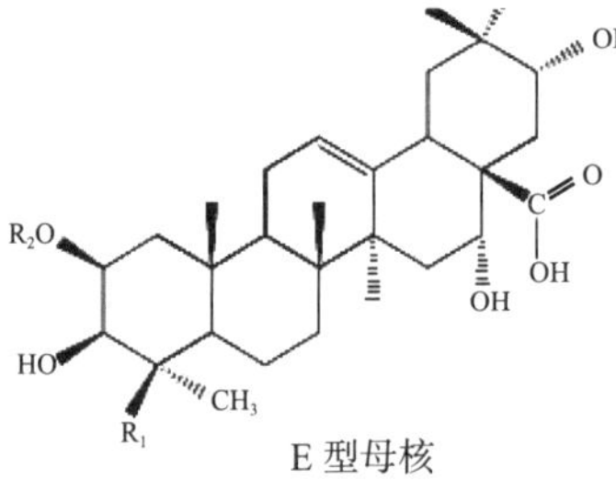

E 型母核

图 2-26 桔梗所含皂苷的基本结构

表 2-7 桔梗所含的主要皂苷类成分

序号	名称	母核类型	R1	R2	R3	R4
1	桔梗皂苷 D	A	S1	C3	S4	OH
2	去芹糖桔梗皂苷 D	A	—Glc	CHOH	S3	OH
3	桔梗皂苷 E	A	S1	CHOH	S4	OH

续表

序号	名称	母核类型	R1	R2	R3	R4
4	去芹糖桔梗皂苷 E	A	S1	—CHOH	S3	—OH
5	桔梗皂苷 D$_3$	A	—Gen	—CHOH	S4	—OH
6	桔梗二酸 A 苷甲酯	B	—Glc	—COOCH	S4	—OH
7	2-o-甲基桔梗二酸 A 苷甲酯	B	—Glc	—COOCH	S4	—OCH
8	远志皂苷 D	E	—Glc	—CH	S4	—OH
9	远志皂苷 D$_2$	E	—Lam	—CH	S4	—OH

注：S1：1Glc6-1Glc6-1Glc-；S3：1Ara2-1Rha4-1Xyl；S4：1Ara2-1Rha4-1Xyl3-1Api。

2. 桔梗的质量控制方法研究

由于桔梗是药食兼用的大宗常用品种，价格不高，对其进行质量评价的文献研究比较宽泛。随着现代分析技术的进步，桔梗的质量控制方法逐步由重量法、紫外法发展到以高效液相色谱法进行分析检测和指纹图谱技术研究，主要集中在对不同产地、不同部位、不同生长年限的桔梗主要有效成分桔梗总皂苷和桔梗皂苷 D 的含量比较研究，以及对桔梗质量标准的建立，也有对桔梗多糖类、黄酮类、酚类、聚炔类、甾醇类、多聚糖、挥发油、脂肪油及脂肪酸、维生素、氨基酸及微量元素等成分进行综合质量评价的报道，还有采用聚合酶链式反应（PCR）技术进行桔梗生物学鉴别的研究。

近年来，土壤污染和栽培种植过程中农药的不规范使用导致存在重金属和农药残留超标风险、含糖药材防虫防霉变过度硫熏后导致二氧化硫残留量超标和掺入明矾、食盐、芒硝等矿物质增重问题，给控制桔梗的外源性有害物质、保证药品质量又提出了新挑战。

《中国药典》（2020 年版）附录药材和饮片检定通则中明确规定了药材和饮片二氧化硫残留量不得过 150mg/kg。并收载了滴定法和离子色谱法作为二氧化硫残留量测定法。目前二氧化硫残留超标问题已经得到了有效控制。对于掺入无机盐增重的劣质饮片，可通过快速鉴别查出：断面形成层环不明显、体重、质较硬、手握有刺手感，放大可见白色颗粒状物，味涩。

三、桔梗药材安全性控制

桔梗根多汁营养丰富，栽培过程中经常会受到病虫害的袭扰，所以农药和杀虫剂的使用不可避免。但应尽可能采用生物防治和综合治理，减少农药的使用，必须使用农药时也应选择高效、低毒、低残留的农药。国家有规定禁止和限制使用如六六六、滴滴涕（DDT）等毒性高、环境污染大的农药，但有文献报道在实际种植过程中，一定程度上仍然存在使用禁用、限用农药的问题（表 2-8）。

表 2-8　部分主产区防治病虫害使用农药情况

主产区	主要病虫害	病害特点	使用农药
内蒙古赤峰（+）	地老虎	咬食幼芽	辛硫磷（对人畜低毒，适合防治地下害虫）怕光

续表

主产区	主要病虫害	病害特点	使用农药
山东淄博（+++） 内蒙古赤峰（++） 安徽亳州（+）	根腐病	根腐烂	托布津（生物农药杀菌）怕碱
安徽亳州（++） 安徽太和（+）	红蜘蛛	危害叶片	乐果，当地使用六六六、辛硫磷、对硫磷
安徽亳州（++） 安徽太和（+）	根结线虫病	危害根部	爱福丁（阿维菌素），当地使用甲胺磷

注：1. 病害程度（+）为轻度、（++）为中度、（+++）为重度。

2. 六六六是高残毒的有机氯杀虫剂，乐果、对硫磷、甲胺磷（残留30天）等都是高毒高残留的有机磷杀虫剂。属桔梗生产禁用农药。乐果降解后会生成被禁用的氧乐果。

3. 辛硫磷为低毒有机磷杀虫剂。不溶于水。在环境中易降解，对光不稳定很快分解，无内吸特性，在植株表面2~4天就分解失效。在傍晚使用，适合防治地下害虫。有研究表明40%辛硫磷按推荐剂量1次施药40天，2次施药53天后在药材和土壤中的残留量均低于0.05mg/kg。收获前15天禁用。

此外，为了提高桔梗产量，也常会用到一些化肥和生物调节剂（壮根灵、膨大剂）（表2-9）。

表2-9　部分桔梗主产区种植施肥调节情况

主产区	种质来源	基肥	农家肥	生物调节剂
内蒙古赤峰	本地、山东	二胺、甜菜专用肥、复合肥	猪粪、鸡粪	壮根灵、矮壮素
山东淄博	本地	尿素、二胺、复合肥	人粪尿、草木灰	壮根灵、代森锰锌

续表

主产区	种质来源	基肥	农家肥	生物调节剂
安徽亳州	本地、山东、赤峰	磷肥、复合肥		
安徽太和	本地、山东、赤峰	复合肥、尿素、磷肥		

如果氮素化肥施用过量，桔梗产品中硝酸盐含量会超标；如果磷肥过量，桔梗中镉含量容易超标。因此应科学施肥，避免无机盐和重金属污染十分重要。

桔梗前期生长缓慢，容易滋生杂草，常用化学除草剂有二甲戊灵、噁草灵、乙草胺。苗前除草剂：50%乙草胺，72%都尔乳油或33%施田补乳油，90%禾耐斯，55%姜草净等；苗后除草剂5%旱草枯，10.8%高效盖草能，5%精禾草克，5%双星草克等。

桔梗药材富含营养物质，在采收、加工、贮藏过程中易生虫、发霉、变质，导致有效成分含量下降和黄曲霉毒素的产生，需在生产、贮藏和使用中注意控制水分和贮藏条件，一旦发现有上述问题的药材和饮片，就不宜再使用了，更不能作为原料投到中成药生产当中。

早期文献有检出有机氯农药残留的报道，但低于国家标准，且五氯硝基苯（PCNB）未检出；有建立了桔梗中6种拟除虫菊酯类农药残留的测定方法，但未检出农药残留；有采用气-质联用法测定栽培桔梗中多种农药残留的报道，发现含有一定量敌敌畏、α-六氯苯、δ-六氯苯、甲基对硫磷、二苯砜、毒死蜱等，提示在桔梗生长过程中农药使用相当广泛，与农药施用和生长环境土质密切相关。农药不合理使用还会导致土壤农药残留问题持续存在。

目前，各国对中药材中重金属和农药残留量限量标准都提出了较高要求（欧洲食品安全局评估常用除草剂二甲戊灵在草本根中最大残留设为 0.5mg/kg）；随着我国经济的发展、人民日益增长的健康需要和中药现代化步伐的加快，各种粮食作物、蔬菜水果等农副产品生产倡导无公害绿色标准、有机食品标准，中药材 GAP 生产一直都在持续推进中，对重金属、农药残留等安全性质量有严格的控制。《中国药典》（2015年版）规定了对药材中的 153 种常用农药残留量的气相色谱、质谱检测方法，《中国药典》（2020 年版）正式发布了检测限度标准，规定甲胺磷、对硫磷、六六六等 33 种药材和饮片（植物类）禁用农药不得检出。

桔梗作为药食同源的品种，其栽培也应逐步实现无公害化生产，严格控制农药和化学除草剂的使用，才能从源头控制桔梗产品质量，更好地为人类健康服务。

四、桔梗的商品规格与等级划分

桔梗为常用大宗药材，于 1963 年、1977—1980 年分别列为计划管理品种，1980 年后由市场调节产销。1970 年前，商品桔梗主要来源于野生资源。1970 年后随着野生转家种试验成功，桔梗种植面积扩大，栽培桔梗进入市场，成为商品的主要来源之一。

据文献记载，野生桔梗以东北三省和内蒙古产量最大，主产于内蒙古莫力达瓦旗、扎兰屯、牙克石、鄂伦春旗、科尔沁右翼前旗、扎鲁特旗；吉林龙井、汪清、辉南、永吉、通化、梅河口、桦甸、东丰；黑龙江同江、宁安、海林、穆棱、伊春、林口、依兰、齐齐哈尔；辽宁岫岩、凤城、义县、西丰、宽甸；安徽怀宁、岳西、桐城；河北宽城、抚宁；贵州清镇、都匀、榕江。栽培桔梗以河北、河南、山东、安徽、湖北、江苏、浙江、四川等地产量较大。野生桔梗以东北的质量最佳，栽培桔梗以华东地区的质量较好。商品药材以东北和华北产量大，以华东地区品质好。桔梗商品多按产地分为南桔梗和北桔梗，东北、华北一带所产为北桔梗；安徽、江苏、浙江等地所产为南桔梗（图2-27）。

商品规格和等级是药材市场中药材定价的重要依据，也是评价中药材品质的外在标志。可作为衡量和评价药材质量优劣的标准。

桔梗药材历代本草书籍中就有"根坚直白者为好"的记载，民国时期有"以体重结实，色白枝粗，有皱皮的为好货，体轻皮宽，空泡无皱纹者为次。秋货好，春货次"的记载，近代《新编中药志》认为"以根肥大，色白，质充实，味苦者为佳。"《中国药材学》记载"以东北、华北产量大，称北桔梗，以华东产的质量较好，称南桔梗。"《金世元中药材传统鉴别经验》记载："以根粗长，质坚硬，表面白色，中心为淡黄色为佳。"1977 年版《中国药典》："以根肥大、色白、体实、味苦者为佳。"

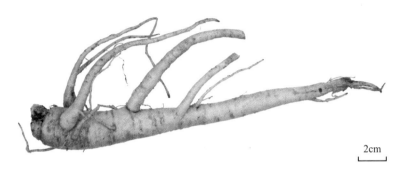

2cm

图 2-27　桔梗各部位示意图

综上，历代对桔梗的规格等级划分都十分注重药材外观和内在质量，以"根坚直白者为好"。以根肥大、条粗均匀，色白、质充实、坚硬，中心淡黄色，味苦者为佳。

1984 年 3 月，原国家医药管理局与卫生部联合下达试行了《76 种药材商品规格标准》（部颁标准），桔梗按各产地规格等级不同，分为南、北两类。南桔梗主产于安徽、江苏、浙江等地。北桔梗主产于东北、华北等地。

（一）南桔梗规格标准

南桔梗规格标准分为三等，见图 2-28。

（1）一等　干货。呈顺直的长条形，去净粗皮及细梢。表面白色，体坚实。断面皮层白色，中间淡黄色。味甘苦辛。上部直径 1.4cm 以上，长 14cm 以上。无杂质、虫蛀、霉变。

（2）二等　干货。呈顺直的长条形，去净粗皮及细梢。

表面白色，体坚实。断面皮层白色，中间淡黄色。味甘苦辛。上部直径 1cm 以上，长 12cm 以上。无杂质、虫蛀、霉变。

（3）三等　干货。呈顺直的长条形，去净粗皮及细梢。表面白色，体坚实。断面皮层白色，中间淡黄色，味甘苦辛。上部直径不低于 0.5cm，长度不低于 7cm。无杂质、虫蛀、霉变。家种桔梗须照南桔梗标准收购。

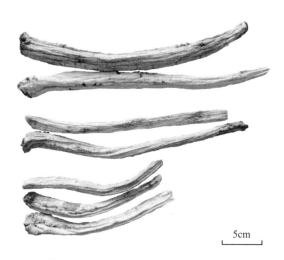

5cm

图 2-28　不同等级桔梗药材外观性状图

（二）北桔梗规格标准

北桔梗规格标准只有统货：干货。呈纺锤形或圆柱形，多细长弯曲，有分枝，去净粗皮。表面白色或淡黄白色，体松泡。断面皮层白色，中间淡黄白色。味甘。大小长短不分，上部直径不低于 0.5cm。无杂质、虫蛀、霉变。

根据目前市场调查的实际情况，近年来，随着栽培种植的不断发展，上述南北桔梗之分的概念已经逐渐淡化，但依然有产地的区别，比如地理标志性产品就有商桔梗、英山桔梗、桐柏桔梗等。

地理标志产品

地理标志产品，是指产自特定区域，所具有的质量、声誉或其他特性本质上取决于该产地的自然因素和人文因素，经审核批准以地理名称进行命名的产品。

综合考虑古今文献并结合实际情况，2018年12月，由中华中医药学会发布了《中药材商品规格等级 桔梗》团体标准，是根据市场流通情况，按加工方法不同，分为"去皮桔梗""带皮桔梗"两个规格，在规格项下，分成"选货""统货"两个等级（图2-29、图2-30）。具体内容详见表2-10。

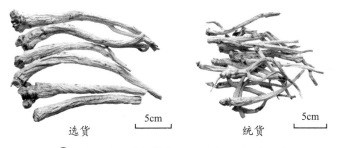

选货　　　　5cm　　　　统货　　　　5cm

图 2-29　去皮桔梗规格等级划分（团体标准）

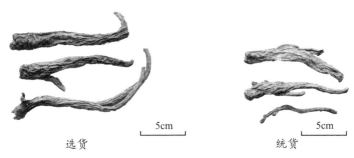

选货   统货

图 2-30 带皮桔梗规格等级划分（团体标准）

表 2-10 桔梗规格等级划分

规格	等级	性状描述	
		共同点	区别点
去皮桔梗	选货	呈圆柱形或略呈纺锤形。除去须根，趁鲜剥去外皮。表面淡黄白色至黄色，具纵扭皱沟，并有横长皮孔样瘢痕及支根痕，上部有横纹。质脆，断面不平坦，形成层环棕色，皮部黄白色，木部淡黄色。气微，味微甜后苦	芦下直径 1.0~2.0cm，长 12~20cm。质充实，少有断节
	统货		芦下直径 ≥ 0.7cm，长度 ≥ 7cm
带皮桔梗	选货	呈圆柱形或略呈纺锤形。除去须根，不去外皮。表面黄棕色至灰棕色，具纵扭皱沟，并有横长皮孔样瘢痕及支根痕，上部有横纹。质脆，断面不平坦，形成层环棕色，皮部黄白色，木部淡黄色。气微，味微甜后苦	芦下直径 1.0~2.0cm，长 12~20cm。质充实，少有断节
	统货		芦下直径 ≥ 0.7cm，长度 ≥ 7cm

注：1. 主产地安徽、内蒙古。
2. 市场上偶见硫熏的桔梗，为了便于晒干干燥、防走油发霉、增加白度，不符合《中国药典》规定。

第四节
此"桔梗"非彼"桔梗"

一、桔梗的混淆品介绍

（一）历史习用品的流传（荠苨）

荠苨为桔梗科沙参属植物荠苨（*Adenphora trachelioides* Maxim.）的干燥根，为桔梗的近缘植物。最初荠苨和桔梗被作为同一种药物使用，收载于《神农本草经》中，列于桔梗项下，有苦、甜之别。自《名医别录》起才分开，《本草纲目》将桔梗与荠苨分列二条，认为其性味功用皆不同，将甜桔梗列于荠苨的释名之中。李时珍论桔梗曰："此草之根结实而梗直，故名。"并引苏颂《本草图经》之言曰："桔梗，生嵩高山谷及宛句，今在处有之，根如小指大，黄白色。春生苗，茎高尺余，叶似杏叶而长椭，四叶相对而生，嫩时亦可煮食之。夏开小花，紫碧色，颇似牵牛花。秋后结子，八月采根，其根有心，若无心者为荠"。

可见荠苨在历史上很长时间是作为甜桔梗使用的，1963年版和1977年版《中国药典》收载的南沙参来源描述为桔梗科植物轮叶沙参、杏叶沙参或同属数种植物的干燥根，应该算作包括了荠苨在内。自1985年版《中国药典》开始就不再收载了。也未作为单品种另行收载。《中药志》中也未收载。在《北方药用植物：近600种中国北方药用植物的彩色图鉴》中有荠苨的记载，而现在《中国药典》收载的桔梗与历史上的苦桔梗是同一来源。桔梗根和荠苨根的区别：一是口尝味道苦甜不同，二是桔梗横切面有菊花心而荠苨没有。

（二）曾经出现过的混伪品

多年前曾经在市场中发现有混淆品充当桔梗药用，主要为石竹科或桔梗科沙参属的药材。石竹科的混淆品主要有丝石竹（霞草）、瓦草（四川万县地区以其根充桔梗）、西南蝇子草（洱源土桔梗），桔梗科沙参属的混淆品主要有南沙参（湖南蓝山县以此充桔梗）、长柱沙参 [Adenophora stenathina (Ledeb.) Kitagawa.]（宁夏泾原县以其根混充桔梗）、紫沙参（Adenophora paniculata Nannf.）（湖北鹤峰以此充桔梗）、丝裂沙参（Adenophora capillaris Hemsl.）（湖北巴东以此长的根充桔梗）、杏叶沙参等。

另还有记载萝藦科朱砂藤 [Cynanchum officinale (Hemsl.) Tsiang et Zhang] 的根，四川南川以其根混充桔梗；五加科草独活 [Aralia yunnanensis (Franch.)] 的根，云南楚雄以其根混充桔梗。由于多年来桔梗的大面积人工栽培成功，市场供应充足，目前市场上已经很久没有见到上述伪品了。

（三）目前存在的易混品种

桔梗、党参、沙参、人参性状相似，由于价格导致市场上有时有混淆现象，需注意甄别。

桔梗和党参、南沙参都是桔梗科（Campanulaceae）植物，药效和应用各不相同，桔梗化痰、党参补气、南沙参滋阴。桔梗科植物在全世界有 60 属、2000 余种，分布于温带和亚热带，少数分布于热带。我国有 16 属、170 种，各地均有，以西南地区最多，花大部美丽。有些供庭院观赏，主要药用植物除了桔梗科桔梗属的桔梗 [*Platycodon grandiflorus*（Jacq.）A.DC]，还有党参属的党参 [*Codonopsis pilosula*（Franch.）Nannf.] 川党参、球花党参、灰毛党参、新疆党参和沙参属的沙参（*Adenophora stricta* Miq.）、轮叶沙参 [*Adenophora tetraphylla*（Thunb.）Fish.] 以及半边莲、羊乳、兰花参等。

桔梗和北沙参、人参的植物来源有较大差异，北沙参来源于伞形科植物的珊瑚菜，而人参来源于五加科植物，北沙参补阴，人参则是大补元气、回阳救逆的要药。桔梗与人参的临床功效有较大不同，但由于人参价格较贵，桔梗与人参外形相似、切面相像、口尝味道也近似，所以自古就有用桔梗冒充人参的情况，人参多用于救命，所以用了桔梗冒充的假人参，往往贻误病情、害人性命。

二、主要混淆品的性状特征

（一）南沙参

1. 标准收录

来源为桔梗科沙参属植物轮叶沙参 [*Adenophora tetraphylla*

（Thunb.）Fish.]或沙参（*Adenophora stricta* Miq.）的干燥根，收载于《中国药典》（2020 年版）一部。

2. 性状特征

［形状］南沙参药材呈圆锥形或圆柱形，略弯曲（图2-31）。

［大小］长 7~27cm，直径 0.8~3cm。

［表面］表面黄白色或淡棕黄色，凹陷处常有残留粗皮，上部多有深陷横纹，呈断续的环状，下部有纵纹和纵沟。顶端具 1 或 2 个根茎。

［质地］体轻、质松泡、易折断。

［断面］断面不平坦，黄白色，多裂隙。

［气味］气微，味微甘。

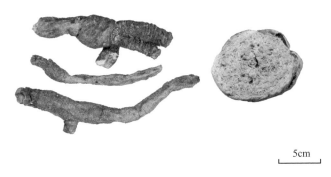

5cm

图 2-31　南沙参的药材性状及局部放大图

（二）北沙参

1. 标准收录

来源为伞形科植物珊瑚菜（*Glehnia littoralis* F. Schmidt ex

Miq.）的干燥根，收载于《中国药典》（2020年版）一部。

2. 性状特征

［形状］根呈细长圆柱形，偶有分枝（图2-32）。

［大小］长15~45cm，直径0.4~1.2cm。

［表面］表面淡黄白色，略粗糙，偶有残存外皮，不去外皮的表面黄棕色。全体有细纵皱纹和纵沟，并有棕黄色点状细根痕；顶端常留有黄棕色根茎残基；上端稍细，中部略粗，下部渐细。

［质地］质脆，易折断。

［断面］断面皮部浅黄白色，木部黄色。

［气味］气特异，味微甘。

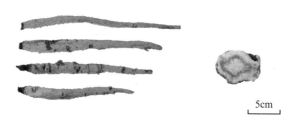

5cm

图2-32　北沙参的药材性状及局部放大图

（三）党参

1. 标准收录

来源为桔梗科党参属植物党参 [*Codonopsis pilosula*（Franch.）Nannf.]、素花党参 [*Codonopsis pilosula* Nannf.var. *modesta*（Nannf.）L.T.Shen] 或川党参（*Codonopsis tangshen* Oliv.）的干燥根，收载于《中国药典》（2020年版）一部。

2. 性状特征

[形状] 根呈长圆柱形，稍弯曲（图2-33）。

[大小] 长10~35cm，直径0.4~2cm。

[表面] 表面灰黄色、黄棕色至灰棕色，跟头部有多数疣状突起的茎痕及芽，每个茎痕的顶端呈凹下的圆点状；根头下有致密的环状横纹，向下渐稀疏，有的达全长的一半，栽培品环状横纹少或无；全体有纵皱纹和散在的横长皮孔样突起，支根断落处常有黑褐色胶状物。

[质地] 质稍柔软或稍硬而略带韧性。

[断面] 断面稍平坦，有裂隙或放射状纹理，皮部淡棕黄色至黄棕色，木部淡黄色至黄色。

[气味] 有特殊香气，味微甜。

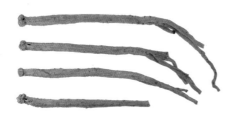

5cm

图2-33 党参的药材性状及局部放大图

（四）人参

1. 标准收录

来源为五加科植物人参（*Panax ginseng* C.A.Mey.）的干燥根和根茎，收载于《中国药典》（2020年版）一部。

2. 性状特征

［形状］根呈纺锤形或圆柱形（图2-34）。

［大小］长3~15cm，直径1~2cm。

［表面］表面灰黄色，上部或全体有疏浅断续的粗横纹及明显的纵皱，下部有支根2~3条，并着生多数细长的须根，须根上常有不明显的细小疣状突出。根茎（芦头）长1~4cm，直径0.3~1.5cm，多拘挛而弯曲，具不定根（芋）和稀疏的凹窝状茎痕（芦碗）。

［质地］质较硬。

［断面］断面淡黄白色，显粉性，形成层环纹棕黄色，皮部有黄棕色的点状树脂道及放射状裂隙。

［气味］香气特异，味微苦、甘。

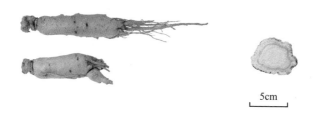

5cm

图 2-34　人参的药材性状及局部放大图

三、主要混淆品的显微特征

桔梗的显微鉴别要点主要是木栓细胞含草酸钙小棱晶；韧皮部窄，乳管群散在；木质部导管放射状排列（菊花心），皮部黄白色、木部淡黄色（金井玉栏）；薄壁细胞含菊糖扇形或类圆形,不含淀粉粒。

（一）南沙参

南沙参的显微鉴别要点是木栓石细胞垂周壁连珠状增厚,有节乳管成网状,薄壁细胞含菊糖结晶呈扇形、类圆形或不规则形（图2-35）。南沙参药材性状与桔梗差别也较大,体轻、质松泡、断面多裂隙、形成层不明显（无金井玉栏和菊花心特征）,较易区别。

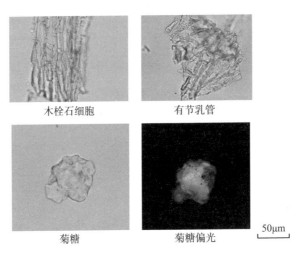

木栓石细胞　　　　有节乳管

菊糖　　　　　　菊糖偏光

50μm

图2-35　南沙参的显微特征图

（二）北沙参

北沙参的显微鉴别要点是薄壁细胞含糊化淀粉粒（图2-36）,这是由于药材加工时有沸水烫制工艺,此外不含菊糖,以此可与桔梗区别。

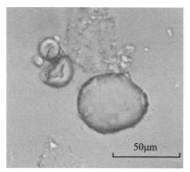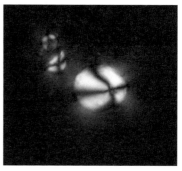

图2-36　北沙参糊化淀粉粒及偏光

（三）党参

党参薄壁细胞含菊糖（图2-37），与桔梗不易区分。但党参木栓层细胞外侧有石细胞，单个或成群；桔梗木栓层细胞中有草酸钙棱晶、没有石细胞，以此与党参有所区别。另外，党参横断面韧皮部宽广，而桔梗韧皮部较窄，且党参味甜、桔梗味苦也比较容易将二者区别。

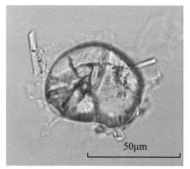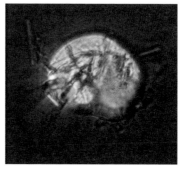

图2-37　党参菊糖及偏光

（四）人参

人参与桔梗显微鉴别的主要区别点：一是含草酸钙簇晶，直径 20~68μm，棱角锐尖（图 2-38）；二是不含菊糖。此外，人参淀粉粒甚多，单粒类球形、半圆形或不规则多角形，直径 4~20μm，脐点点状或裂缝状；树脂道碎片易见，含黄色块状分泌物；木栓细胞表面观为方形或多角形，壁细波状弯曲；网纹导管和梯纹导管直径 10~56μm。

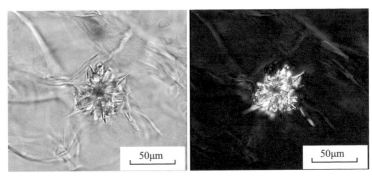

图 2-38 人参草酸钙簇晶及偏光

四、混淆原因解读

（一）物近名似

从外形上看，霞草根、沙参根和桔梗根很相近，容易混淆；西南蝇子草又名西南女娄菜、凉三七，在洱原民间就叫土桔梗，云南保山、大理一带就混称作桔梗。

（二）价差人为

市场上目前存在着价格导向导致的药材外形相似互相冒

充的现象，比如用南沙参去皮充桔梗，用一年生桔梗充党参、北沙参，甚至用多分支的桔梗充人参。自古就有桔梗乱人参的记载，无论是个子外形、切片截面特征还是气味都有相似之处，需仔细加以甄别。

第三章

桔梗之用

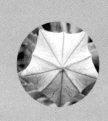

第一节
桔梗的药理作用

桔梗入药始于《神农本草经》"味辛，微温，主胸胁痛如刀刺，腹满，肠鸣幽幽，惊恐悸气"。后《本草经集注》亦有记载："味辛、苦，微温，有小毒，主治胸胁痛如刀刺，腹满，肠鸣幽幽，惊恐悸气。利五脏肠胃，补血气，除寒热风痹，温中消谷，治喉咽痛，下蛊毒。"《经史证类备急本草》载："桔梗，臣，味苦，平，无毒。能治下痢，破血，去积气，消积，聚痰涎，主肺气促嗽逆，除腹中冷痛，主中恶及小儿惊痫。"可见，桔梗具有较好的宣畅肺气、利咽开音、化痰止咳、排脓消痈等功效，是现代临床上常用的止咳化痰平喘类中药之一。

科学研究表明，桔梗具有较高的药用和食用价值，含有皂苷类、黄酮类、甾醇类、酚类、聚乙炔类、多聚糖、挥发油、脂肪油、脂肪酸及维生素、氨基酸、微量元素等多种对人体有益的活性成分。其中，皂苷类成分为桔梗的主要有效成分，具有极其多样的分子结构。单体成分研究多集中在桔梗皂苷D，因其含量高、稳定性好、易于分离。药理学研究表明，桔梗在镇咳、祛痰、抗炎、抗肿瘤、保肝、免疫调节、抗氧化、降血压、降血糖等方面具有广泛的药理活性，研发潜力较大，有可观的应用前景。

一、祛痰作用

桔梗具有良好的宣肺祛痰作用，能促进呼吸道分泌物的产生，使附着呼吸道黏膜的浓痰变稀、脱落而达到祛痰的目的，对治疗过量痰引起的呼吸系统疾病疗效显著，其中以四川、陕西、内蒙古赤峰产的桔梗效果最佳。现代临床应用发现，桔梗炮制后祛痰作用增强，其中炒品以理肺祛痰力胜，蜜炙品以润肺祛痰力强，临床可根据不同症状选用不同的炮制品。

黏蛋白作为支气管的分泌物，是衡量药物祛痰效果的常用指标。现代药理活性研究发现，桔梗总皂苷是其祛痰作用的主要活性成分，能刺激舌咽神经末梢，反射地引起呼吸道黏蛋白分泌亢进。除总皂苷外，其他单体皂苷同样具有祛痰作用，如桔梗皂苷 D 和桔梗皂苷 D_3 在体内外试验中均能增强大鼠气道黏蛋白的释放。酚红排泌法实验表明，桔梗水提液能显著增加小鼠气管酚红伴随呼吸道分泌液排出的分泌量；桔梗茎、叶、花和果实等其他不同部位亦能明显促进小鼠气管纤毛对酚红的分泌排出，祛痰作用与氯化铵相当。肺组织病理学研究表明，桔梗水提物可抑制卵清蛋白诱导的黏液分泌过多，减少痰液。

二、镇咳作用

桔梗为开提肺气之圣药，宣肺之力较强，祛痰的同时兼具很好的止咳作用，治疗外感、内伤咳嗽，不论寒热虚实均可使用。风寒咳嗽者，多配伍紫苏、杏仁等以疏风宣肺散寒；风热咳嗽者，多配伍桑叶、菊花等以疏风宣肺清热。止嗽散源自清代名医程钟龄所著的《医学心悟》，用桔梗配伍紫菀、炙百部、白前、陈皮等药，温润平和，为现代临床最常用止咳之剂。

化学分析表明，桔梗皂苷 D 为主要的镇咳活性成分，可通过抑制肺组织中炎性细胞因子和自由基的生成而达到止咳的目的。现代研究表明，桔梗的水提液镇咳作用显著，能明显减少二氧化硫（SO_2）、浓氨水致咳小鼠的咳嗽次数，延长小鼠咳嗽潜伏期；可有效抑制由卵清蛋白介导的小鼠哮喘模型的呼吸道炎症反应，对活性氧簇（ROS）的生成、基质金属蛋白酶（MMP）的活性和核转录因子 kappa B（NF-κB）的易位进行抑制。浓氨水喷雾致咳实验表明，桔梗皂苷低、中、高剂量均表现较好的镇咳效果，可明显减少小鼠肺组织中白细胞的总数，增加淋巴细胞和巨噬细胞的比例，并减少其肺组织中白细胞的数量。

三、增强免疫作用

除与传统功效主治相关的祛痰、镇咳药理作用外，增强免疫也是桔梗主要药理作用之一。相关实验结果显示：桔梗及其水煎液可通过刺激巨噬细胞的增生、散布，促进淋巴细胞白细胞介素 2（IL-2）、白细胞介素 4（IL-4）的分泌，增加免疫球蛋白 M（IgM）抗体的生成以及自身作为辅助性 T 淋巴细胞 1（Th1）和辅助性 T 淋巴细胞 2（Th2）免疫佐剂等潜在效应细胞，实现其免疫调节的作用，且其免疫调节作用主要体现在桔梗多糖和桔梗水提物。

研究发现，桔梗多糖能明显增加环磷酰胺诱导的免疫抑制小鼠的胸腺指数和脾脏指数，显著提高血清中 IL-2 和肿瘤坏死因子（TNF-α）的含量并呈剂量依赖性，对环磷酰胺诱导的免疫抑制小鼠具有免疫增强调节作用；桔梗皂苷 D 能够促进淋巴细胞增殖，增强巨噬细胞的吞噬功能，可刺激淋巴细胞中 IL-2、IL-4 和巨噬细胞中 TNF-α、IL-12 的分泌，能够增强小鼠淋巴细胞和巨噬细胞的免疫调节活性；桔梗皂苷可有效提高禽流感和新城疫活体二联活疫苗免疫缺陷小鼠机体内禽流感 H5 特异性抗体效价水平，激发机体的 Th1 型细胞免疫应答及增强 Th1 型相关细胞因子的表达水平，激发免疫缺陷小鼠机体产生较强的细胞免疫和体液免疫应答，在禽流感病毒防治中产生积极的作用。

四、抗炎作用

桔梗临床广泛用于治疗多种慢性炎症，如急慢性支气管炎、上呼吸道感染、哮喘及肺结核等，是临床治疗呼吸道疾病常用药物之一。临床研究报道：葱豉桔梗汤（桔梗配伍葱白、豆豉、连翘等）对照头孢克洛治疗小儿上呼吸道感染，患儿临床症状消失时间、症状评分、不良反应发生率均低于头孢克洛组；桔梗甘草汤加味治疗急慢性咽喉炎，总有效率高达 97%。

现代研究发现，桔梗水提物具有较好的体内外抗炎活性。以三萜皂苷为主的皂苷类是其主要活性成分，其中桔梗皂苷 D 和 D_3 的抗炎活性较强，可能是通过调控炎症早期介质实现的。药理实验表明，桔梗粗皂苷对急、慢性炎症均有较强的抗炎作用，对角叉菜胶及醋酸所致的大鼠足肿胀起到较强的抗炎效果；能够显著抑制棉球肉芽肿，有效抑制佐剂导致的大鼠关节炎和脂多糖诱导的 A549 人肺癌细胞的炎症反应，减少炎症因子环氧合酶 2（COX-2）、TNF-α 和诱导型 - 氧化氮合成酶（iNOS）的表达。同时，桔梗皂苷还能明显抑制过敏性休克小鼠的毛细血管通透性；桔梗水提物可增强巨噬细胞的吞噬功能，增强中性粒细胞的杀菌力，提高溶菌酶的活性。桔梗皂苷 D 可通过激活 Nrf2 信号抑制炎症反应，阻断 NF-κB 的活化，从而达到治疗肺炎的目的。

五、降血压作用

桔梗是具有引药上行作用的代表药之一，如《本草求真》曰："桔梗系开提肺气之品，可为诸药舟楫，载之上浮。"以天王补心丸（源自《摄生秘剖》）为例，桔梗可促进丹参等药物成分透过血 - 脑屏障，降低血管阻力，增加血流量，从而达到一定的降血压作用。

高血压作为世界最常见的心血管疾病，择时监测血压、择时服药、适当的运动、适当的饮食对病情的变化及控制有着重要的作用。伴随着药食同源的药物研究进展，对于桔梗化学成分中主要有效成分—桔梗皂苷有了更加细致的认识，发现桔梗皂苷有助于人体血流量的增加，能通过扩张人体的毛细血管，降低血管阻力，达到暂时性降压的效果。药理研究表明，麻醉犬动脉内注射桔梗粗皂苷，能显著降低后肢血管和冠状动脉的阻力，增加其血流量；大鼠静脉注射桔梗粗皂苷，可见暂时性血压下降、心率减慢和呼吸抑制；对离体豚鼠心房，也可使其收缩力减弱、心率减慢。

六、保肝作用

桔梗具有抗肝纤维化和脂质过氧化作用，对多种原因诱发的肝损伤均有保护作用。研究表明，桔梗对多种药物引起的急慢性肝损伤模型有较好治疗作用的同时，还能抑制甘油三酯在肝脏中的累积，降低细胞色素 P450 的表达，达到预防肝损伤的效果。

实验显示，桔梗总皂苷连续用药 12 周能使 2 型糖尿病肝病大鼠的空腹血糖和谷丙转氨酶（ALT）及谷草转氨酶（AST）含量显著降低，且能改善血脂代谢紊乱，能明显减轻 2 型糖尿病大鼠的肝脏组织的病理改变；连续用药 18 周，能很好地降低尾静脉注射和饲喂高糖高脂 4 周建立的糖尿病大鼠的血糖、血清胆固醇、甘油三酯、低密度脂蛋白水平，升高血清高密度脂蛋白水平和改善肝功能。桔梗根部皂苷可明显改善由对乙酰氨基酚（APAP）导致的肝指数升高，显著降低血清 ALT 和 AST 的水平，TNF-α 和 IL-1β 的水平，且以不同程度降低肝组织中丙二醛（MDA）的含量、升高肝组织中还原型谷胱甘肽（GSH）的含量，对急性 APAP 诱导的肝损伤具有一定的保护作用。另桔梗水提物对胆汁淤积致肝损伤、硫代乙酰胺（TAA）造成的小鼠爆发性肝功能衰竭及四氯化碳（CCl_4）诱导的肝损伤也均具有很好的保护作用。

七、抗溃疡作用

桔梗具有一定的抗溃疡作用，如《本草纲目》中载："桔梗主口舌生疮，赤目肿痛。"汪昂《本草备要》云："桔梗泻火散寒，疗齿痛口疮。"现代临床诊治中以桔梗为主，配伍鸡内金、乳香、没药，加冰片少许可外用治疗复发性口疮，疗效确凿。桔梗汤为治疗少阴客热咽痛证的经典方，临床将其与中药养阴清肺汤合为基本方内服，同时联合西药庆大霉素、维生素 B_{12}、地塞米松局部雾化喷敷，可减轻头颈部恶性肿瘤患者因放射治疗发生的口腔黏膜溃疡程度。

现代研究发现，甘草和桔梗的复方制剂体外培养，对口腔病菌有很强的抑制作用；桔梗及其水提取液有防治实验性溃疡作用，十二指肠注入 25mg/kg 粗桔梗皂苷可使胃液分泌减少，胃蛋白酶活性降低，从而防止大鼠消化性溃疡的形成；100mg/kg 粗桔梗皂苷灌胃对应激性溃疡形成的预防作用比皮下注射阿托品（10mg/kg）弱 2 倍；对大鼠醋酸所致的溃疡模型，可使溃疡指数明显降低。

八、降血糖作用

《本草求真》中有用桔梗治疗消渴的记载，古代含桔梗复方有 14 首用于消渴病症，本草、方剂所论基本吻合，提示桔梗有"止渴"功能。现代研究表明，桔梗在降血糖方面确实显示了极好的效果，桔梗多糖、桔梗皂苷均可以降低糖尿病动物的血糖含量。有研究者将桔梗与香附、黄连、虎杖等配伍成调糖降糖汤用于临床，证实调糖降糖汤具有较好的降低血糖（空腹或餐后）的作用，且对糖尿病的远期疗效优于对照组西药，在服药过程中表现不良反应的概率也小于对照组。

国内学者报道，将高剂量桔梗溶液给予糖尿病小鼠补充后，小鼠血糖与实验前相比有所下降，且桔梗高剂量组较对照组血糖下降，心肌细胞凋亡减少，抗氧化能力增强，结论为桔梗通过调节糖尿病心肌细胞从而对心肌细胞起到保护作用；桔梗总皂苷可以显著降低 2 型糖尿病大鼠的血糖、改善血脂代谢紊乱，调节糖脂代谢因子骨形成蛋白 9（BMP-9）在糖尿病肝组织中的表达，并与桔梗总皂苷剂量成正相关；给予桔梗多糖治疗的糖尿病大鼠，其进水量、进食量和尿量显著减少，体质量显著增加，且桔梗多糖低、中、高剂量组空腹血糖明显降低，空腹胰岛素水平、胰岛素敏感指数及葡萄糖耐受能力明显增强。除此以外，桔梗多糖还能有效促进肝组织超氧化物歧化酶（SOD）活性，降低丙二醛含量，提示桔梗降血糖作用良好，其作用机制可能与改善空腹胰岛素水平、提高抗氧化能力有关。

九、其他作用

除上述药理作用外，桔梗还显示出其他的药理活性，包括抗肿瘤、抗肥胖、抗氧化、抗抑郁、抗过敏、镇痛、抗疲劳以及成骨作用等。

（一）抗肿瘤作用

研究发现，桔梗对多种肿瘤细胞的增殖均具有显著的抑制作用。桔梗中的远志皂苷 D 在体外具有明显的抗肿瘤作用，桔梗皂苷 D、桔梗皂苷 D_2、去芹糖桔梗皂苷 D 表现出对肺癌、卵巢癌、黑色素瘤、神经癌和结肠癌细胞强烈的抑制增殖作用。桔梗素 D 对口腔鳞状细胞癌细胞（OSCC）有显著的、剂量依赖性抑制作用，并诱导其细胞凋亡，同时从分子水平上看，桔梗素 D 增加了人核因子 κB 抑制蛋白 α（IκBα 蛋白）的含量，降低了磷酸化 NF-κB p65、基质金属蛋白酶 2（MMP-2）和 MMP-9 的表达，从而抑制 NF-κB 通路的失活，对 OSCC 的生长和侵袭产生抑制作用。鼠李糖 C-2 或 C-3 位置的 O- 乙酰化和 C-24 的脱羟基增加了化合物的细胞毒性，而与 C-3 或 C-28 相关的糖残基的损失则显著降低了细胞毒性，进而影响细胞凋亡活性。以桔梗苷元或多聚半乳糖苷酸为皂苷元的皂苷对肿瘤细胞的增殖显示出明显抑制。

（二）抗肥胖作用

桔梗提取物及其所含化合物对肥胖具有一定的抑制作用。体内研究表明，桔梗乙醇提取物（PG）能够诱导高脂饮食小鼠的体重减轻。基于质谱（MS）的代谢组学技术，对桔梗在高脂饮食（HFD）喂养的小鼠中参与抗肥胖的代谢物进行了鉴定，分别在血清和肝脏中鉴定出 10 种和 32 种具有潜在的生物标记物价值的代谢物，它们与多种氨基酸代谢密切相关，包括甘氨酸、丝氨酸、苏氨酸、蛋氨酸、谷氨酸、苯丙氨酸、鸟氨酸、赖氨酸等，并与三羧酸循环（TCA）（富马酸和琥珀酸）、脂质代谢（亚油酸和油酸甲酯、油酸酰胺和胆固醇）、嘌呤 / 嘧啶代谢（尿嘧啶和次黄嘌呤）、碳水化合物代谢（麦芽糖）和甘油磷脂代谢（磷脂酰胆碱、磷脂酰乙醇胺、溶血磷脂胆碱、溶血磷脂酰乙醇胺）相关。

（三）抗氧化作用

研究证明，桔梗具有抗氧化损伤或对动脉粥样硬化的干预作用。桔梗中的多种成分，如多酚、多糖、三萜皂苷以及黄酮类化合物等，均被报道有抗氧化作用。桔梗多糖具有清除羟自由基和超氧阴离子自由基的能力，且其清除能力与多糖浓度有明显的量 – 效关系。于侃超等研究表明，微波提取的桔梗多糖对羟自由基、1,1– 二苯基 –2– 三硝基苯肼（DPPH）自由基的清除和对脂质过氧化作用的抑制均具有较强的效果。Chung 等研究桔梗乙酸乙酯提取物（PGEA）在小牛肺动脉内皮（CPAE）细胞中抑制氧化低密度脂蛋白

（oxLDL）诱导的细胞死亡和乳酸脱氢酶的释放作用，发现PGEA引起抗氧化蛋白的上调，这一发现提示PGEA的抗氧化作用可能对氧化应激相关疾病起到保护作用。

（四）抗抑郁作用

桔梗叶对脂多糖（LPS）诱导抑郁模型小鼠有抗抑郁作用，在模型小鼠的血清和海马中分别发现了21种和11种可能促进重度抑郁障碍（MDD）进展和桔梗叶治疗的代谢物，代谢途径分析显示，MDD和桔梗叶治疗模型小鼠的脂质代谢、氨基酸代谢、能量代谢、花生四烯酸代谢、谷胱甘肽代谢和肌醇磷酸盐代谢均受到干扰。多成分多路径的调节方式可能是其有效性的关键，通过调节亚油酸代谢、花生三烯酸代谢等机制间接达到治疗抑郁症的目的。王翠竹等利用血清药物化学方法对桔梗叶提取物抗抑郁的药效物质基础进行研究，结合文献报道，推断入血成分中的芦丁、飞燕草素、双氢槲皮素、木犀草素 –7–O– 葡萄糖苷及山奈酚 –3–O–L– 阿拉伯吡喃糖苷等黄酮类化合物以及桔梗炔醇可能与桔梗叶抗抑郁作用密切相关。

（五）抗过敏作用

桔梗具有治疗抗过敏的潜力。Han 等探讨了桔梗皂苷（CKS）对小鼠及肥大细胞的抗过敏作用，通过灌胃给予CKS，可抑制二硝基苯（DNP）–IgE 抗体诱导的小鼠全身自控镇痛（PCA）反应，并降低了抗 DNP – IgE 的 RBL-2H3（大鼠嗜碱性细胞白血病细胞）的已糖氨基酶和组胺释放。另外，CKS

还抑制了 IgE 抗体诱导的 RBL-2H3 细胞中 IL-4 和 TNF-α 的增加和表达以及 DNP-IgE 抗体诱导的脾酪氨酸激酶（Syk）磷酸化。这些结果表明 CKS 在体内、体外均具有抗过敏作用，该药物可能通过抑制炎症细胞因子和 Syk 依赖信号级联来治疗过敏性疾病。Choi 等评估了以桔梗素 D 为主的 CKS 对小鼠特应性皮炎的抑制作用及其在细胞中的可能机制，结果表明 CKS 和桔梗素 D 通过调节细胞因子介质抑制特应性皮炎的发生，可能是治疗特应性皮炎的一种有效替代疗法。

（六）抗疲劳作用

桔梗多糖能有效提高小鼠的抗疲劳能力。杨晓杰等利用水提醇沉法提取桔梗多糖，分析了桔梗多糖对小鼠抗疲劳作用效果及有效剂量，结果表明桔梗多糖的高、中、低剂量（0.8、0.5、0.2mg/ml）组均能显著地延长负重小鼠的游泳时间和增加能量物质的储备，且明显高于西洋参阳性对照组，其中中剂量和高剂量组还能有效地减少疲劳小鼠血清尿素氮产生和乳酸的消除，从而有效提高小鼠的抗疲劳能力。于婷等给予小鼠腹腔注射桔梗醇提物高、中、低剂量（0.7384、0.3692、0.1846g/kg）连续 3 周进行抗疲劳试验，结果证明桔梗醇提物 3 个剂量组均能明显延长小鼠爬杆时间和游泳时间，并显著增加小鼠运动后肝糖原和肌糖原的储备量，达到延缓疲劳和提高机体对运动负荷的适应能力。

（七）镇痛作用

桔梗的止痛功效在内科、妇科、伤科各种疼痛病症的治疗中亦得到了广泛的应用。徐丽萍等报道桔梗皂苷灌胃可抑制小鼠的自发活动，延长环己巴比妥钠的睡眠时间；小鼠热板法试验中，灌胃桔梗煎剂60、90分钟后均有明显延长痛阈潜伏期的作用，对醋酸扭体法和尾部机械压迫法引起的疼痛反应均有显著抑制作用；在甩尾法实验中，脑室内注射桔梗皂苷 D 时的镇痛作用与用药剂量呈正相关，其产生的镇痛效果至少持续1小时。脑室或膜内注射给药时，在甩尾、扭体和福尔马林等不同类型疼痛模型实验中均显示了强的镇痛作用，其作用主要在中枢神经系统，不受阿片受体影响。

（八）成骨作用

桔梗皂苷（CKS）具有显著的成骨作用。Jeong 等研究确定 CKS 通过 p38 丝裂原活化的蛋白激酶（MAPK）和细胞外信号调节激酶（ERK）信号通路相关机制激活 Runt 相关转录因子 2（Runx2），从而刺激成骨细胞分化，CKS 调控 RUNX2 激活可能是骨质疏松症的重要治疗靶点。Choi 等研究显示，CKS 显著降低了卵巢切除术（OVX）诱导的骨丢失，并改善了 OVX 小鼠血浆中碱性磷酸酶、钙和磷水平的降低，含量较高的活性成分桔梗皂苷 D 能够通过抑制 NF-κB 受体激活因子配体（RANKL）全身激活 NF-κB、ERK 和 p38 MAPK，最终抑制破骨细胞分化，可作为治疗骨质疏松症疾病的抗骨质疏松候选药物。此外，Lee 等研究表明桔梗皂苷 D 可能通过抑制破骨细胞的形成、活性、存活以及转移性乳腺癌细胞的生长来阻断乳腺癌诱导的骨丢失。

第二节
桔梗的制剂

一、桔梗药用剂型

（一）散剂

散剂是将药物研磨成干燥的粉剂，可发挥全身治疗作用或局部作用的一种传统剂型之一。古人曰："散者散也，去急病用之。"故在经方中桔梗在用作散剂时，主要治疗急症、重症。如三物小白散治疗寒实结胸证，侯氏黑散治疗心中恶寒不足，排脓散治疗痈脓，银翘散治疗上呼吸道感染、流行性出血热、成人水痘等。

（二）汤剂

汤剂是将中药加水煎煮取汁的一种剂型，具有吸收快、作用强的优点。由于现在桔梗主要用于肺系疾病，如咳嗽、咯痰不爽、胸闷、咽痛等患者主观比较难受的症状，故一般将桔梗入汤剂，以速去病根，改善症状。如治疗咽痛、肺痈的桔梗汤，治疗产后中风发热的竹叶汤，治疗肠痈的排脓汤，治疗流感的银翘柴桂汤等。

（三）颗粒剂

中药颗粒剂是以中药饮片为原料，运用现代工艺技术提取、浓缩制成的粉末或颗粒制剂。以桔梗为主药的复方颗粒剂，其功效主治与中药饮片汤剂基本保持一致，同时又弥补了汤剂煎煮的不便和不足，如用于治疗急慢性支气管炎的清肺理气颗粒，治疗支气管哮喘的清咳平喘颗粒，治疗儿童上呼吸道感染伴热性惊厥的小儿咽扁颗粒。

（四）丸剂

丸剂是将药物研磨成细粉并辅以佐料制备成球形或类球形的一种剂型，可使药物吸收缓慢、药力持久，桔梗入丸剂多用于慢性疾病。薯蓣丸出自汉代医圣张仲景的《金匮要略》，由薯蓣、当归、人参、桔梗等 11 味中药组成，一以扶正祛邪、调补气血为主要宗旨，具有抗肿瘤、提高免疫力等作用，临床治疗风气百病、虚劳诸疾。

（五）胶囊剂

软胶囊在体内囊壳崩解后，呈液态或混悬态的内容物不需润湿而直接与胃液或肠液混合，借助浓度差释放至机体吸收，而不出现片剂、颗粒剂或硬胶囊剂等剂型因赋形剂的差异而改变吸收的问题。镇咳宁胶囊是以桔梗为君药的镇咳宁糖浆改变剂型而研制的新药，仍保持原剂型的疗效，又克服了原剂型不便于贮存及携带、服用的缺点，对外感咳嗽、支气管炎、哮喘等疗效明显。

（六）膏贴剂

膏贴剂是在原黑膏药的基础上进行改革的一种透皮给药新剂型，药物可经过皮肤层吸收进入血液循环而产生作用，临床疗效明显优于黑膏药，且制备过程无污染，使用安全方便、无皮肤残留。麻芩急支膏贴为临床疗效确切的祖传药方，处方组成麻黄、黄芩、桔梗、冰片等，贴敷穴位用于急性支气管炎、慢性支气管炎急性发作。

（七）片剂

口含片指含于口腔内缓慢溶解的压制片，主要是通过舌下和口腔颊面黏膜吸收，具有口感优良、服用方便、起效迅速、药效持久等特点，临床主要用于治疗口腔、咽喉部疾病。急性咽炎含片组方来源于多年喉科临床经验专家的经验方，由金银花、桔梗、射干、山豆根等多味中药组成，对急性咽炎有良好的疗效。

（八）滴丸剂

滴丸剂是将固体或液体药物溶解、混悬或乳化在载体中，后滴入到与药物基质不相溶的液体冷凝剂中，经迅速冷却收缩而成，具有起效快、安全性好、稳定性强、生物利用度高的优点。冬桔咽爽滴丸由冬凌草、桔梗、甘草三味药组成，是一种针对咽喉局部的口含滴丸，具有疏风散热、消肿止痛、清咽利喉的功效，临床用于治疗急性咽喉炎等症。

（九）袋泡剂

中药袋泡剂是在传统茶剂的启发下结合现代技术发展的一种新剂型，即装入饮用茶袋中的袋装茶剂，既保持了汤剂吸收快、奏效快、长于整体治疗的特点，又具有茶剂服用方便、频饮频啜、善于局部治疗的优势。如以桔梗为主药的甘桔利咽袋泡剂，是以经方"甘草汤""桔梗汤"为底方，进一步加味固定制成的半生药袋泡剂，用于急、慢性咽喉炎引起的咽干、咽喉肿疼、咳痰不爽、声音嘶哑及咽部异感等症。

二、桔梗保健食品

随着人们对生活质量标准以及崇尚自然意识的日益提升，选择中药进行养生保健的人群日益壮大，中药保健功效也越来越受到社会青睐。桔梗作为一种药食两用传统中药，因其鲜见不良反应报道、食用历史悠久，临床用途广泛、治疗效果良好，一直深受广大群众的喜爱，是一种极具开发潜力的保健品种。

目前，以桔梗、桔梗提取物为主要原料的国产保健食品有 60 余种，广涉清咽、免疫调节、抗疲劳、辅助降血脂、辅助降血糖、祛痤疮、通便、改善睡眠等多项保健功能。如"清咽"的盛宝含片、益清胶囊、清咽颗粒，"免疫调节"的地黄茶、菲得欣胶囊、贝尔康胶囊，"抗疲劳"的健力康胶囊、仁爱口服液，"辅助降血脂"的舒茶、陆合茶，"辅助降血糖"的清基茶，"祛痤疮"的花英胶囊，"通便"的轻通茶，"改善睡眠"的明春颗粒等。

❶ 金银花桔梗无花果含片

【组成】无花果（经辐射）、桔梗（经辐射）、金银花提取物。

【功效成分】每 100g 含粗多糖 4.34g、绿原酸 0.34g。

【适宜人群】咽部不适者。

【不适宜人群】婴幼儿、孕妇、哺乳期妇女。

【保存方法】密闭、置阴凉干燥处。

【使用注意】本品不能代替药物。

❷ 菲得欣胶囊

【组成】川贝母、百合、蛤蚧、莱菔子、金银花、鱼腥草、桑白皮、桔梗、甘草。

【功效成分】每 100g 含粗多糖 149.2mg、总皂苷 283.4mg。

【适宜人群】免疫力低下者。

【不适宜人群】儿童、孕妇。

【保存方法】密封、置阴凉避光处。

【使用注意】本品不能代替药物。

❸ 人参酸枣仁口服液

【组成】人参、山药、桔梗、酸枣仁、丹参、麦冬、五味子、大枣、玫瑰花。

【功效成分】每 100ml 含总皂苷 29.0mg。

【适宜人群】易疲劳者。

【不适宜人群】少年儿童、孕妇、乳母。

【保存方法】密闭、置阴凉干燥处。

【使用注意】本品不能代替药物。

❹ 三七泽泻茶

【组成】绿茶、泽泻、女贞子、桑叶、荷叶、桔梗、三七。

【功效成分】每 100g 含总皂苷 378mg、茶多酚 3g。

【适宜人群】血脂偏高者。

【不适宜人群】少年儿童、孕妇、乳母。

【保存方法】置于阴凉干燥通风处。

【使用注意】本品不能代替药物。

❺ 清基茶

【组成】黄芪提取物、葛根提取物、知母提取物、人参提取物、玉竹提取物、芦根提取物、桔梗提取物、红茶、绿茶、糊精。

【功效成分】每 100g 含总皂苷 0.9g、茶多酚 1.0g。

【适宜人群】血糖偏高者。

【不适宜人群】少年儿童、孕产妇、乳母、月经过多者。

【保存方法】置阴凉干燥处。

【使用注意】本品不能代替药物。

❻ 花英胶囊

【组成】金银花、蒲公英、葛根、川芎、桔梗、玄参。

【功效成分】每 100g 含绿原酸 1.36g。

【适宜人群】有痤疮者。

【不适宜人群】儿童。

【保存方法】避光、密封、置阴凉干燥处。

【使用注意】本品不能代替药物。

❼ 轻通茶

【组成】滇牛蒡根、山楂、滇红茶、桔梗。

【功效成分】每 100g 含粗多糖 34.8mg、总黄酮 25.1mg。

【适宜人群】便秘者、血脂偏高者。

【不适宜人群】少年儿童。

【保存方法】密封、置阴凉干燥避光处。

【使用注意】本品不能代替药物。

❽ 茯苓白术颗粒

【组成】茯苓、白术、当归、桔梗、甘草、淀粉。

【功效成分】每 100g 含总皂苷 0.662g、总黄酮 0.520g。

【适宜人群】睡眠状况不佳的成年人。

【不适宜人群】儿童、孕妇及哺乳期妇女。

【保存方法】置阴凉干燥处。

【使用注意】本品不能代替药物。

第三节
桔梗的合理应用

桔梗味苦、辛，性平，归肺、胃经，具有开宣肺气、祛痰排脓、利咽等众多功效，古云："其用有四：止咽痛，兼除鼻塞；利膈气，乃治肺痈；一为诸药之舟楫；一为肺部之引经。"多用于胸膈以上疾患，在治疗肺系疾病方面疗效确切，配伍运用又可发挥治肺而不止于肺的特色，临证应用甚广。

一、单味桔梗用法用量

（一）用法

历代本草和医籍中记载，桔梗的用法多种多样，如净制用、切制用、炒制用、米泔水制用、蜜制用、百合制用等。《仙授理伤续断秘方》载"去芦，去苗"；《本草纲目》记载"桔梗，今但刮去浮皮"；《洪氏集验方》载"洗净，去头尾，薄切"；《普济方》提出了"切碎"；《类编朱氏集验医方》载"炒令紫"；《丹溪心法》载"炒黄"；《汤液本草》载"去芦，米泔水浸一宿，焙干用"，《本草纲目》载"今但刮去浮皮，米泔水浸一夜，切片，微炒用"；《圣济总录》载"切，用蜜拌，于饭上蒸三日"；《证治准绳》载"锉片，蜜水炒过"；《雷公炮炙论》载"凡使，去头上尖硬二三分已来，并两畔附枝子，于槐砧上细锉，用百合水浸一伏时，漉出，缓火熬令干用"；《本草通玄》载"凡用桔梗，去芦及浮皮并尖，以百合捣烂，同浸一日，锉碎微焙"；另《普济本事方》载"切作小块，姜汁浸，炒"；《普济方》载"取芦头，切碎，酒炒金黄色"。

现代临床桔梗以生用为主，亦有蜜用和炒用两种。《中国药典》（2020 年版）载"除去杂质，洗净，润透，切厚片，干燥"；《北京市中药饮片炮制规范》（2008 年版）载"浸，取出，闷润 8~12 小时，至内外湿度一致，切薄片，干燥，筛去碎屑"；《安徽省中药饮片炮制规范》（2005 年版）载"取原药材，除去杂质，洗净，润透，切薄片，干燥，筛去碎屑。蜜桔梗：取净桔梗片，照蜜炙法（附Ⅰ），炒至不黏手，表面呈黄色。每 100kg 桔梗，用炼蜜 20kg"，《浙江省中药饮片炮制规范》（2005 年版）载"取桔梗，炒至表面微黄色，微具焦斑时，取出摊凉。"

（二）用量

桔梗在经典名方中的用量以衡重单位为主，主要是分和两。如桔梗汤（东汉·《伤寒杂病论》）用量 1 两，防风通圣散（金·《宣明论方》）用量 1 两，藿香正气散（宋·《太平惠民合剂局方》）用量 2 两。不同朝代剂量换算不同，东汉 1 两约 13.8g，宋、金、元 1 两约 41.4g。

现行 2020 年版《中国药典》记载的桔梗用量为 3~10g，名老中医的用量经验为"载药上行用量轻，六至九克后下成。

豁痰散痛量可重，中病即止不久行"，用量范围多为 3~50g。如宣肺、祛痰、止咳，治疗咽喉肿痛、扁桃体炎、哮喘、各类咳嗽等呼吸系统疾病，甲亢、肥胖、高血压等内分泌系统疾病，中耳炎、结膜炎等眼耳鼻喉疾病，月经不调、闭经等妇科疾病，面部痤疮、毛囊炎、酒糟鼻等皮肤病，用量多为 3~30g；利咽、开音，治疗喉痹、失音、痞满等呼吸系统疾病，儿童多发性抽动症等儿科疾病，病毒性心肌炎、难治性冠心病、心绞痛等心血管疾病，用量多为 3~40g；散结，治疗肺纤维化、痞满、梅核气等疗呼吸系统疾病，乳腺囊肿等妇科疾病，用量多为 3~10g；排脓，治疗肺痈咳吐脓血，用量多为 3~50g。

二、桔梗配伍应用

在中医遣方用药中，中药配伍是其中的一个特色优势，通过合理配伍，制其毒性，调其偏性，可以在强化主效应的基础上，使次效应得以兼顾，并且将负效应降低，从而达到治疗目的。

（一）桔梗配枳壳

枳壳宽胸畅膈而理气，药性下走；桔梗宣通肺气而利咽，药性上浮。二药相配，升降兼施，符合肺气既宣发又清肃之性。

（二）桔梗配杏仁

杏仁苦辛温润，既有发散风寒之力，又有下气平喘之功；

桔梗既升且降，以升为主。两药相配，升降调和、祛痰止咳之效甚佳。

（三）桔梗配金银花

金银花清热解毒、养阴生津、消炎退肿；桔梗宣肺利咽、祛痰、辛开散结。二药配伍，共奏益气养阴生津、清热解毒、化痰之功。

（四）桔梗配甘草

甘草味甘，性平，功在补脾益气、祛痰止咳、缓急止痛。与桔梗利咽止咳之功相合，二药配伍，长于解毒利咽止咳、润喉开音。

（五）桔梗配牛蒡子

牛蒡子辛散苦泄，升散之中兼有清降之性，长于宣肺祛痰、清咽利喉，与桔梗相须为用，共奏宣肺利咽之功。

（六）桔梗配冬瓜子

冬瓜子味甘，性寒，有清肺排脓、润肠通便、利水渗湿之功，与桔梗合用，可起到上行肺气、下利二便的作用。

现代临床多以桔梗、甘草合用，配用清热解毒药物如金银花，治疗上呼吸道感染、咽痛、急慢性咽炎、扁桃体炎、喉炎、慢性支气管炎等，疗效卓著。李宇航等经研究发现桔梗、甘草配金银花、连翘、贯众等清热解毒药可明显提高特发性肺纤维化（IPF）模型小鼠生存率，减轻模型小鼠肺、支气管淋巴细胞、中性粒细胞等炎性细胞渗出，发挥抗炎增效作用，其机制与调节肺组织骨形态发生蛋白（BMP）4、7含量及 mRNA 基因表达有关。郑丰杰等结合现代医学关于特发性肺纤维化、急性肺损伤、慢性阻塞性肺疾病的发病机制的研究新进展，复制三种动物模型，通过观察桔梗及桔梗配甘草对清热解毒药如金银花、连翘、黄芩、栀子的效应影响，确证了桔梗对清热解毒中药治疗呼吸系统疾病具有引经增效作用，甘草对桔梗的引经增效作用具有协同作用。

"桔梗－甘草"药对来源于中医经典《伤寒论》和《金匮要略》中的桔梗汤。《伤寒论》中桔梗汤主治少阴病、热咳咽痛；《金匮要略》中桔梗汤则用于治疗咳而胸满、振寒脉数、咽干不渴、时出浊唾腥臭、久久吐脓如米粥之肺痈。《小儿药证直诀》中甘桔汤主治小儿肺热。张元素《医学启源》记载："桔梗清肺气，利咽喉，其色白，故为肺部引经。与甘草同行，为舟楫之剂"。可见，桔梗－甘草同行，可载药上行，也可作为人体上部疾病常用药的引经药。现代研究结果表明，桔梗分别与罗红霉素、二氟沙星、左氧氟沙星、替米考星合用后，可提高药物在肺中的药物浓度。在中医药领域亦有甘草增加药物在肺部分布的报道，如甘草中的活性成分异甘草素可抑制 A549/R 细胞中 P-gp 过表达，增加肺癌细胞内的阿霉素的积聚。李木兰研究羟喜树碱单独使用及联合"桔梗－甘草"使用时在大鼠体内的药动学行为，比较研究羟喜树碱在单独使用和联合使用时在机体的吸收、分布、代谢和排泄过程，研究结果显示，"桔梗－甘草"联合抗癌药物可提高抗癌药物在病变组织中的分布和免疫力作用。吕建军收集《卫生部药品标准·中药成方制剂》中含"桔梗－甘草"药对的所有成方制剂，运用中医传承辅助平台对其证治规律进行数据挖掘和分析，共收集到含"桔梗－甘草"药对成方制剂 315 首，主治证候 89 种，主治疾病 88 种。其中，高频主治证候为风热犯表证、风寒束表证，其核心药物组合分别为银翘散和杏苏散；高频主治疾病为感冒、咳嗽，治疗感冒的核心药物组合包含了银翘散、杏苏散、藿香正气散和柴胡枳桔汤等，治疗咳嗽的核心药物组合包含了杏苏散、止嗽散、通宣理肺丸和清金化痰汤等。崔庆新采用高效液相色谱法对比甘草单煎以及与桔梗共煎后抗炎成分含量的变化探究甘草－桔梗的配伍机理，研究发现，协同使用后桔梗提高了甘草内甘草酸代谢为甘草次酸的效率，从而提高了甘草的应用疗效。

三、桔梗方剂举隅

❶ 三物小白散（《伤寒论》）

【组成】桔梗三分，巴豆一分，贝母三分（原方剂量）。（注：分当份讲，不作为恒重单位）

【功效主治】温寒逐水，涤痰破结。适用于寒实结胸，无热证者。

【服用方法】（巴豆去皮心，炒黑）研磨如脂，上三味为散，肉巴豆更于臼中杵之，白饮服之（白米汤）。

❷ 桔梗汤（《伤寒论》）

【组成】桔梗一两，甘草二两（原方剂量）。（注：一

两约等于 30g）

【功效主治】清热解毒，消肿排脓。适用于少阴客热咽痛证及肺痈溃脓者。

【服用方法】上二味，以水三升，煮取一升，去滓，温分再服。

❸ **侯氏黑散**（《金匮要略》）

【组成】菊花四十分，白术十分，细辛三分，茯苓三分，牡蛎三分，桔梗八分，防风十分，人参三分，矾石三分，黄芩五分，当归三分，干姜三分，川芎三分，桂枝三分（原方剂量）。（注：分当份讲，不作为恒重单位）

【功效主治】养肝，和气，祛风。适用于大风四肢烦重，心中恶寒不足证。

【服用方法】上十四味，杵为散，酒服方寸匕，日一服，初期服二十日，温酒调服，禁一切鱼肉、大蒜，常宜冷食，六十日止。

❹ **薯蓣丸**（《金匮要略》）

【组成】薯蓣三十分，当归、桂枝、曲、干地黄、豆黄卷各十分，甘草二十八分，人参七分，芎䓖、芍药、白术、麦门冬、杏仁各六分，柴胡、桔梗、茯苓各五分，阿胶七分，干姜三分，白蔹二分，防风六分，大枣一百枚为膏（原方剂量）。（注：一分约等于 1g）

【功效主治】益气养血，疏风散邪。适用于虚劳，气血俱虚，外兼风邪等。

【服用方法】上为末，炼蜜为丸，如弹子大。每服 1 丸，空腹酒送下，100 丸为剂。

⑤ 杏苏散（《温病条辨》）

【组成】苏叶 9g，半夏 9g，茯苓 9g，甘草 3g，前胡 9g，苦桔梗 6g，枳壳 6g，生姜 3 片，橘皮 6g，大枣（去核）3 枚，杏仁 9g（原方未著用量）。（注：用量摘自《方剂学》）

【功效主治】轻宣凉燥，理肺化痰。适用于外感凉燥证。

【服用方法】水煎温服。

⑥ 桑菊饮（《温病条辨》）

【组成】桑叶二钱五分，菊花一钱，杏仁二钱，连翘一钱五分，薄荷八分，桔梗二钱，生甘草八分，苇根二钱（原方剂量）。（注：一钱约等于 3g，一分约等于 0.3g）

【功效主治】疏风清热，宣肺止咳。适用于风温初起，表热轻证。

【服用方法】水二杯，煮取一杯，日二服。

⑦ 止嗽散（《医学心悟》）

【组成】桔梗、荆芥、紫菀、百部、白前各二斤，甘草十二两，陈皮一斤（原方剂量）。（注：一斤约等于 5g，一两约等于 0.34g）

【功效主治】止咳化痰，疏风宣肺。适用于咳嗽咽痒，咯痰不爽，或微有恶风发热等证。

【服用方法】上为末。每服三钱（9g）食后，临卧开水调下；初感风寒，生姜汤调下。

⑧ 银翘散《温病条辨》

【组成】连翘一两，金银花一两，苦桔梗六钱，薄荷六钱，竹叶四钱，生甘草五钱，荆芥穗四钱，淡豆豉五钱，牛蒡子六钱（原方剂量）。（注：一两约等于30g，一钱约等于3g）

【功效主治】辛凉解表，清热解毒。适用于温病初起表热证。

【服用方法】共杵为散，每服六钱（18g），鲜芦根汤煎，香气大出，即取服，勿过煮。病重者，约二时一服，日三服，夜一服；轻者，三时一服，日二服，夜一服；病不解者，作再服（摘自原文）。（注：现代用法多作汤剂煎服，按原书用量比例酌情增减）

⑨ 黄龙汤《伤寒六书》

【组成】大黄12g，芒硝9g，枳实9g，厚朴12g，甘草3g，人参6g，当归9g（原书未著用量）（注：用量摘自《方剂学》）

【功效主治】泻热通便，补气养血。适用于里热腑实而又气血不足证。

【服用方法】水二盅，姜三片，枣子二枚，煎之后，再入桔梗煎一撮，热沸为度（现代用法：上药加桔梗3g，生姜3片，大枣2枚，水煎，芒硝溶服）

⑩ 柴胡枳桔汤 (《重订通俗伤寒论》)

【组成】川柴胡一钱至一钱半，枳壳一钱半，姜半夏一钱半，鲜生姜一钱，青子芩一钱至一钱半，桔梗一钱，新会皮一钱至一钱半，雨前茶（绿茶）一钱（原方剂量）。（注：一钱约等于3g）

【功效主治】和解透表，畅利胸膈。适用于少阳经证偏于半表者。

【服用方法】水煎服。

⑪ 防风通圣散 (《宣明论方》)

【组成】防风、川芎、当归、芍药、大黄、薄荷叶、麻黄、连翘、芒硝各半两，石膏、黄芩、桔梗各一两，滑石三两，生甘草二两，荆芥、白术、栀子各一分（原方剂量）。（注：一两约等于30g，一分约等于3g）

【功效主治】疏风解表，泻热通便。适用于风热壅盛，表里俱实证。

【服用方法】上为末，每服二钱（6g），水一大盏，生姜三片，煎至六分，温服。

⑫ 藿香正气散 (《太平惠民合剂局方》)

【组成】大腹皮、白芷、紫苏、茯苓（去皮）各一两，半夏曲、白术、陈皮（去白）、厚朴（去粗皮，姜汁炙）、苦桔梗各二两，藿香（去土）三两，炙甘草二两半（原方剂量）。（注：一两约等于30g）

【功效主治】解表化湿，理气和中。适用于外感风寒，内伤湿滞证。

【服用方法】上为细末。每服二钱（6g），水一盏，姜三片，枣一枚，同煎至七分，热服。如欲出汗，衣被盖，再煎并服（现代用法：共为细末，每服9g，姜、枣煎汤送服，或作汤剂，水煎服，用量按原方比例酌定）。

⑬ 血府逐瘀汤（《医林改错》）

【组成】当归三钱，生地黄三钱，桃仁四钱，红花三钱，枳壳二钱，赤芍二钱，柴胡一钱，甘草二钱，桔梗一钱半，川芎一钱半，牛膝三钱（原方剂量）。（注：一钱约等于3g）

【功效主治】活血化瘀，行气止痛。适用于胸中血瘀证。

【服用方法】水煎服。

⑭ 升陷汤（《医学衷中参西录》）

【组成】生黄芪六钱，知母三钱，柴胡一钱半，桔梗一钱半，升麻一钱（原方剂量）。（注：一钱约等于3g）

【功效主治】益气升陷。适用于胸中大气下陷，气短不足以息，或努力呼吸，有似乎喘，或气息将停，危在顷刻，脉沉迟微弱，或三五不调等证。

【服用方法】水煎三次，一日服完。

⑮ 葱豉桔梗汤（《重订通俗伤寒论》）

【组成】鲜葱白三枚至五枚，苦桔梗一钱至一钱半，焦山栀二钱至三钱，淡豆豉三钱至五钱，苏薄荷一钱至一钱半，青连翘一钱半至二钱，生甘草六分至八分，鲜淡竹叶三十片（原方剂量）。（注：一钱约等于3g，一分约等于0.34g，三十片约等于3g）

【功效主治】辛凉解表，清热泻火。适用于风温、风热初起证。

【服用方法】水煎服。

四、临床医师用药经验

（一）用于呼吸系统疾病

历代医家记载，桔梗临床用于治疗肺系疾病效果显著，如张仲景《伤寒论》中明确提到"咽痛者，去芍药，加桔梗一两"；朱丹溪《本草衍义补遗》指出"干咳嗽，乃痰火之气郁在肺中，宜苦梗以开之"；黄煌教授《张仲景50味药证》认为"桔梗主治咽痛、咽干、或咳者"。现代研究表明，治疗支气管哮喘、急慢性气管－支气管炎、急性扁桃体腺炎、慢性阻塞性肺疾病等呼吸系统疾病均可使用桔梗进行配伍加减，如治疗风寒咳嗽、痰白清稀，配伍紫苏、杏仁等，如杏苏散；治疗风热或温病初起咳嗽痰黄而稠，配伍桑叶、菊花等，如桑菊饮；治疗肺痈胸痛发热、咳吐脓血、痰黄腥臭，配伍甘草，如桔梗汤；治疗风热犯肺，咽痛失声，配伍鱼腥草、芦根、薏苡仁等，可增强清肺排脓之功。配伍薄荷、牛蒡子等，增强清热利咽之功，如加味甘桔汤；治疗外感咳嗽、痰多喉痒，配伍紫菀、百部等润肺止咳之品；治疗肺失宣降、胸膈痞闷，配伍枳壳、瓜蒌皮等理气宽胸之品；治疗外邪犯肺、咽痛失音，配伍甘草、牛蒡子等疏散利咽之品；治疗咽喉肿痛、热毒壅盛，配伍射干、马勃、板蓝根等清热解毒之品。

急性支气管炎是由微生物感染、物理刺激、化学刺激或过敏因素等引起的支气管黏膜急性炎症，临床表现以持续1~3周的急性咳嗽为主。在中医学中属"咳嗽病"范畴，而早在《黄帝内经》时期中医就有了针对咳嗽的专篇论述，治疗经验丰富，值得进一步的深入挖掘研究。桔梗、杏仁均为历代中医名家治疗肺系疾病的常用药物，常配伍应用于外感咳嗽、肺纤维化、咳嗽变异性哮喘等疾病，也频繁出现在急性支气管炎的治疗指南中，是止咳的经典药对。其中杏仁味苦，性温，归肺、大肠经，有降气、止咳平喘、润肠通便的功效，常用治咳逆上气、喘促、久病大肠燥结不利等；桔梗味苦、辛，归肺经，可宣肺利咽、祛痰排脓，常用治痰嗽喘急、胸满、喉痹咽痛等。杏仁善通降肺气，桔梗善升提肺气，二者配伍，升降调和，既可宣肺化痰，又能降气止咳平喘，有助于肺的宣降功能恢复正常。从现代医学角度来说，急性支气管炎的本质是支气管黏膜的急性炎症，现有的一些研究亦证明了杏仁中的苦杏仁苷、桔梗中的桔梗皂苷等化学成分在抗炎方面有一定作用。

现代常以本品配伍甘草、连翘、贝母等，治疗咳嗽痰多；配伍诃子、甘草等，治疗声带小结、急性咽炎；配伍当归、龙眼肉、远志等，治疗咯血；配伍杏仁、知母、远志等，治疗急、慢性气管炎；配伍麻黄、生石膏，治疗哮喘；配伍牛蒡子、山豆根、射干，治疗失音；配伍牛蒡子、僵蚕等，治疗喉痹；配伍鱼腥草，治疗肺炎；配伍当归、桃红、郁金等，治疗肺纤维化；配伍杏仁，治疗肺脾气虚型肺癌等疾患，均取得较好疗效。

（二）用于其他系统病变

除呼吸系统疾病外，临床上桔梗也可适当配伍他药治疗惊悸、痈脓及腹痛等其他各部疾患，如张隐庵《本草崇原》记载"桔梗得少阴之火化，故治惊恐悸气"；寇宗奭《本草衍义》记载"治肺热，气奔促，嗽逆，肺痈，排脓"；王学权《重庆堂随笔》记载"桔梗，开肺气之结……肺气开则腑气通，故亦治腹痛下利，昔人谓其升中有降者是矣"。现代研究表明，桔梗虽为舟楫之剂，但只要辨证准确，配伍得当，其功用绝不局限于此，如桔梗配伍枳壳，可升降气机，通肺利膈，用于功能性脘腹胀气；配伍苍术、白术等，用于小儿病毒性与消化不良性肠炎；配伍大黄，用于抗精神病药物所致的排尿困难；配伍柴胡、枳壳升达清阳，调畅气机，治疗情志所伤、肝气郁结所致的抑郁症；配伍枳壳治疗燥痹；配伍黄芪、芍药、郁金等，治疗外感不寐；配伍金银花、麦冬等，治疗放射性食管炎；配伍甘草、瓜蒌、红花治疗带状疱疹后遗神经痛等。

反流性食管炎是指胃液、肠液反流入食管内引起的食管黏膜充血、水肿、糜烂及溃疡等炎性病变，是临床消化系统常见疾病，其患病率、复发率高，严重影响患者的生活质量。文献报道，桔梗枳壳汤加味治疗胃溃疡、老年反流性食管炎有较好的疗效。张锋利将造模成功的大鼠分别给予低、中、高剂量的桔梗枳壳汤加味，通过检测大鼠食管组织病理变化、食管组织中磷脂酰肌醇 3- 激酶 / 蛋白激酶 B（PI3K/Akt）信号通路蛋白表达情况，食管组织血管生长因子（VEGF）及血清胃肠激素胃动素（MTL）、胃泌素（GAS）、胆囊收缩素（CCK）的含量来研究桔梗枳壳汤加味对反流性食管炎的影响。研究发现，桔梗枳壳汤加味通过抑制 PI3K/Akt 信号通路激活、降低 VEGF 含量，调节胃肠激素，增强胃肠动力，从而改善反流性食管炎所致食管病变。杨述勤通过分析甘肃省第三人民医院 2016 年 6 月至 2018 年 6 月期间收治的反流性食管炎 20 例患者临床资料，随机进行分组，对照组采用常规治疗，观察组采用加味桔梗枳壳汤治疗。结果显示，观察组治疗总有效率高于对照组，观察组生活质量评分高于对照组。研究表明，加味桔梗枳壳汤可以显著提升疾病疗效与患者生活质量。

此外，在治疗口腔疾患及外科疾患中，也有桔梗的应用报道，如配伍茴香，烧研敷之，治疗牙疮臭烂；配伍甘草，治疗口舌生疮；配伍当归、川芎制成乳剂，治疗黄褐斑；配伍甘草，治疗面部痤疮；研细末，黄酒冲服，治疗扭挫伤等。

五、桔梗食疗

桔梗是原卫生部公布的第一批药食同源目录品种,又称"明叶菜""小人参",富含维生素、蛋白质、脂肪、可溶性糖、植物纤维、矿物质以及人体必需氨基酸等多种营养成分,深受人们的喜爱。现代研究表明,桔梗具有广泛的药理活性,经常食用有一定的保健功效。

桔梗在韩国、朝鲜及我国东北等国家和地区食用习惯普遍,烹饪方法多样,加工种类丰富,是常用蔬菜之一。现有桔梗泡菜、桔梗皮丝、桔梗酱菜、速冻桔梗、桔梗腌制品、桔梗微晶粉、桔梗面、桔梗蜜饯、桔梗饮料等多种形式制品。如桔梗根在我国东北常用来腌制咸菜,在朝鲜半岛是作泡菜的主要食材之一;桔梗幼苗富含维生素、胡萝卜素等,清炒桔梗苗和银耳桔梗苗适用于外感咳嗽、咽喉肿痛、肺痛胸满胁痛等病症,有助于增强人体免疫功能;桔梗与陈皮、大米同煮,可以用于肺热咳嗽、痰黄黏稠、干咳等症;桔梗配伍黄瓜、胡萝卜可得桔梗三丝,与金针菇、黑木耳配伍可做成什锦菜,均具有清热解毒、清咽润肺等食疗功效。

此外,桔梗食疗还可制成汤和茶,如桔梗冬瓜汤:将桔梗与冬瓜、杏仁、甘草熬汤食用,有疏风清热、宣肺止咳之功效,适用于风邪犯肺型急性支气管炎患者;与党参、大豆、猪腰配伍,可滋肾润燥、益气生津,适用于燥热伤阴或气阴两伤,症见咳喘,短气,口渴欲饮,或常觉口干而多饮者;

与地骨皮、花旗参、紫菀、杏仁、猪肺、姜配伍食用，可补气虚、治久咳、化痰兼润肺；与蘑菇煮汤同服，可补虚止消渴，用于糖尿病患者；与甘草等份共制为末，细筛分包，每包 10g，备泡茶用（甘桔茶），可化痰止咳宣肺降气。《名医别录》中记载桔梗可"除寒热、风痹"，民间亦有将桔梗与厚朴、防风、白芷等配伍做成屠苏酒，具有祛风散寒、理气消胀、健脾和胃、化积消滞之功效，适于风湿等症患者饮用。

❶ 桔梗陈皮粥

【制法】桔梗 10g，陈皮 3g，大米 50g，冰糖适量。先把陈皮洗干净，切成细丝；桔梗洗干，切成薄片；大米淘洗干净，和陈皮、桔梗一起放进砂锅，加上适量的清水，大火烧开，小火煎煮 20 分钟，放入冰糖即可。每日分 2~3 次服用。

【功效】止咳平喘。

【适宜人群】各种原因引起的咳嗽、咯痰量多。

【使用注意】干咳、痰量不多者慎用。

❷ 桔梗冬瓜汤

【制法】桔梗、杏仁各 9g，冬瓜 150g，甘草 6g，食盐、大蒜、葱、酱油、味精各适量。将冬瓜洗净、切块放入锅中，加入食油、食盐稍炒后加适量清水，再将杏仁、桔梗、甘草一并煎煮，至熟后加食盐、大蒜等调味即可。每日分 1~2 次饮用。

【功效】疏风散热，宣肺止咳。

【适宜人群】适用于急性支气管炎患者。

【使用注意】不宜与桂圆、猪肉同食。

❸ 甘桔茶

【制法】桔梗 6~10g，甘草 6~12g。将桔梗和甘草一起放入杯中，以沸水冲泡，盖焖 15 分钟后即可饮用。每日 1 剂，代茶频饮。

【功效】排脓解毒。

【适宜人群】适用于肺痈轻症，或伴有寒热头痛者。

【使用注意】肺痈发热、痰黄黏稠者忌用。

❹ 桔梗杏仁粥

【制法】桔梗 20g，杏仁 10g，玉竹 15g，薏苡仁 50g，粳米 100g，冰糖适量。将上 4 味药水洗净，煮汁，去渣。将洗净的粳米煮粥，待粥将熟时，加入上药汁，再煮沸即可。每日分 2~3 次食用。

【功效】清热化痰，利水排脓，养阴生津。

【适宜人群】适用于肺痈兼发热咳嗽、口吐腥痰或咳吐脓血者。

【使用注意】体质虚寒、属寒症者慎用。

❺ 桔梗白萝卜炖老鸭汤

【制法】桔梗 20g，老鸭半只，白萝卜 250g，生姜、葱、料酒、食盐各适量。先把桔梗洗干净，切成 3cm 左右的段；老鸭洗干，切成大块，用沸水汆一下；白萝卜去皮，切成4cm见方的块；生姜切片，葱切段。把桔梗、老鸭、白萝卜、葱、姜都放进砂锅，加上料酒和适量的清水，大火烧开，小火煎煮40~60分钟，老鸭煮熟，放入盐即可。每日分2~3次食用。

【功效】止咳平喘。

【适宜人群】适用于老年慢性支气管炎，咳嗽咯痰量多者。

【使用注意】不可过量食用。

❻ 桔梗三丝

【制法】桔梗100g，黄瓜50g，胡萝卜50g，葱、姜、盐、味精、白砂糖、香油适量。将桔梗、黄瓜、胡萝卜洗净切丝，用调料调味即可。

【功效】开宣肺气、清热解毒。

【适宜人群】适用于肺气不宣，热毒内盛者。

【使用注意】阴虚久咳、气逆咯血者慎用。

六、桔梗禁忌证

（一）配伍禁忌

1. 桔梗反龙胆、龙眼。(《神农本草经》)

2. 山茱萸恶桔梗。(《神农本草经》)

3. 蝟皮恶桔梗。(《本草经集注》)

4. 白鲜皮恶桔梗。(《证类本草》)

5. 白僵蚕恶桔梗。(《药性论》)

6.桔梗配伍远志致吐。

（二）服用禁忌

1.桔梗忌猪肉。（《本草求真》）

2.河豚反桔梗。（《本草纲目》）

3.桔梗性升散，凡气机上逆、呕吐、呛咳、眩晕、阴虚火旺、咳血等不宜用；胃及十二指肠溃疡者慎服。

七、桔梗不良反应及处理方法

桔梗的临床运用安全范围较广，一般正常剂量下未见明显毒副作用，但长期、大剂量口服时，可引起恶心、呕吐、腹痛、食欲不振、腹泻等消化道不适症状。临床也有报道桔梗引起的皮肤性过敏反应，患者出现瘙痒、类似"麻疹"样淡红色疹点等不良反应。

实验表明，桔梗皂苷腹腔给药毒性较强，能引起局部组织坏死，有较强的溶血作用。研究显示，双糖链皂苷溶血毒性大于单糖链皂苷，即桔梗总皂苷溶血毒性大于桔梗次总皂苷，约是其50倍左右。临床通过去皮等炮制加工方法，也难以明显减轻其溶血毒性，故不可做注射使用。

案例：桔梗可能导致不良反应

患者，女，35岁，因长期咳嗽就诊，处方如下：白芍30g，熟地黄12g，生地黄12g，玄参12g，麦冬10g，川贝母12g，桔梗12g，当归20g，五味子10g，黄芪20g，炙甘草

6g。常规煎煮 2 次后，合并药液 400ml，当晚服用。次日患者反映，服药后 1 小时，开始胸闷，憋气，心慌，咳嗽加剧且痰多，不能平卧，此症状持续 2~3 小时。据患者自述，曾口服祛痰灵也出现上述反应。于是，笔者试着拣出与祛痰灵方中共有的中药桔梗，仍按前法煎煮 400ml，继续服用，则无上述反应。

此后处方未开桔梗，亦未出现不良反应。后在第三次处方中又加桔梗 12g，按同法煎煮服用，结果又出现与首次相同的不良反应。于是将余下几剂中药拣出桔梗，按同法煎煮，继续服用，则不良反应消失。后停服中药，改注射抗生素及其他中成药治疗。

参考文献

［1］邓迎雪. 桔梗花最懂你的心［J］. 家庭文化，2017（2）：58.

［2］张尔尼. 英山县的桔梗种植与加工技术［J］. 农家参谋，2018（19）：70-79.

［3］李小梅. 国家地理标志产品英山桔梗产业发展现状及对策［J］. 现代农业科技，2020（1）：89-90.

［4］查道成. 桐柏桔梗道地性探讨［J］. 光明中医，2015，30（6）：1350-1351.

［5］王新军，陈明彬，吴珍. 商洛桔梗基于GIS的适宜气候区划及分区评价［J］. 陕西农业科学，2014，60（8）：55-58.

［6］张岩，刘颖，陶韵文，等. 传统中药材桔梗的研究进展［J］. 黑龙江医学，2013，37（7）：638-640.

［7］高峻，王应军，陈颖，等. 桔梗资源的研究［J］. 中国医药指南，2012，10（34）：421-423.

［8］矫艳春. 桔梗资源的开发利用［J］. 人参研究，2000，12（2）：21-22.

［9］陆海洋，彭华胜，桂双英，等. 桔梗质量评价的沿革与变迁［J］. 中国中药杂志，2017，42（9）：1637-1640.

［10］李金梅. 宣肺利咽话桔梗［J］. 农产品加工，2013

（10）：43-44．

［11］王海亭．药食兼用话桔梗［J］．医患健康桥，2014（10）：53．

［12］王宪龄，吴磊，宋宁．开宣肺气话桔梗［J］．中国中医药，2010，8（14）：79-80．

［13］徐文斐，王霞芳．王霞芳重用桔梗益气升清治疗小儿五官疾病经验［J］．山东中医杂志，2019，38（3）：254-257．

［14］尹鹏娟，曲夷．经方中桔梗的配伍应用规律探析［J］．山东中医药大学学报，2018，42（6）：484-487．

［15］中华中医药学会．T/CACM1021.116—2018中药材商品规格等级：桔梗［S］．

［16］邹念梁．桔梗栽培方法［J］．中国林副特产，2018（2）：51；54．

［17］陈献平，常凌云，杨进强．桔梗栽培技术［J］．现代农业科技，2013（18）：105；108．

［18］孙喜虎．桔梗栽培技术［J］．现代农业，2017（10）：13-14．

［19］彭成．中华道地药材［M］．北京：中国中医药出版社，2015．

［20］罗霄，雷蕾，文永盛．中药材市场常见易混品种鉴别图集［M］．成都：四川科学技术出版社，2020．

［21］马双成，探秘三七［M］．北京：人民卫生出版社，

2019.

[22] 黄璐琦, 王晓琴, 李旻辉. 桔梗生产加工适宜技术 [M]. 北京: 中国医药科技出版社, 2018.

[23] 李心怡. 川产桔梗药材品质研究 [D]. 成都: 成都中医药大学, 2018.

[24] 蒋桃, 祖矩雄, 向华. 药食兼用桔梗的引种栽培研究进展 [J]. 中国中医药现代远程教育, 2018, 16 (2): 148-152.

[25] 杨成民, 魏建和. 桔梗种植现代适宜技术 [M]. 北京: 中国农业科学技术出版社, 2018.

[26] 陈宝. 桔梗和龙胆化学成分研究 [D]. 长春: 吉林农业大学, 2018.

[27] 王船英. 桔梗配方颗粒质量控制与评价标准研究 [D]. 合肥: 安徽中医药大学, 2018.

[28] 陆海洋. 桔梗皂苷类物质积累及其苦味的关系研究 [D]. 哈尔滨: 黑龙江中医药大学, 2018.

[29] 韩盼盼. 桔梗同源四倍体与二倍体生理特性和遗传变异研究 [D]. 南京: 南京农业大学, 2017.

[30] 郑晓凤. 桔梗多糖软模板法制备纳米硒及其活性研究 [D]. 佳木斯: 佳木斯大学, 2017.

[31] 葛鼎, 王举涛, 桂双英, 等. 基于中药指纹图谱不同采收年限桔梗成分比较研究 [J]. 时珍国医国药, 2017, 28 (1): 217-219.

［32］黄娇，姜登军．多指标综合评价重庆不同产区桔梗药材的质量［J］．江苏农业科学，2016，44（6）：389-393．

［33］国家药典委员会．中华人民共和国药典（2015年版）［M］．北京：中国医药科技出版社，2015．

［34］国家药典委员会．中华人民共和国药典（2020年版）［M］．北京：中国医药科技出版社，2020．

［35］尚严严．太和县桔梗质量分析与评价的研究［D］．合肥：安徽中医药大学，2015．

［36］郭靖，闫梅霞，逄世峰．如何办个赚钱的桔梗黄芪家庭种植场［M］．北京：中国农业科学技术出版社，2015．

［37］李妮娜．丹参、黄芪、桔梗及绵萆薢四种根及根茎类药材的质量评价研究［D］．合肥：安徽中医药大学，2015．

［38］黄力，刘耀武，方成武，等．不同等级商品规格的桔梗药材质量研究［J］．广州化工，2015，43（14）：125-127．

［39］李欣，胡庆华．桔梗栽培与加工利用技术［M］．北京：科学技术文献出版社，2014．

［40］李福龙，罗娟敏，张文惠，等．桔梗药材指纹图谱研究［J］．江西中医药，2014，45（3）：65-66．

［41］任磊．桔梗药材、提取物多糖类成分及质量控制研究

［D］. 哈尔滨：黑龙江中医药大学，2014.

［42］ 边振甲. 药品快速检测技术研究与应用中药卷［M］. 北京：化学工业出版社，2013.

［43］ 李丽，肖永庆，于定荣，等. 去皮与不去皮桔梗饮片的色谱鉴别［J］. 中国实验方剂学杂志，2012，18（20）：66-68.

［44］ 肖小河. 中国军事本草［M］. 北京：人民军医出版社，2012.

［45］ 笔雪艳，刘晓凤，张清波，等. 桔梗药材及饮片的质量标准研究［J］. 中医药信息，2011，28（6）：69-71.

［46］ 翁淑琴，游勇基. 固相萃取-高效液相色谱法测定桔梗中拟除虫菊酯的农药残留［J］. 药物分析杂志，2011，31（9）：1818-1823.

［47］ 汤军华，刘昭. 气-质联用（GC-MS）法测定栽培桔梗中农药残留［J］. 海峡药学，2011，23（4）：68-69.

［48］ 国家药典委员会，中国医学科学院药用植物研究所. 中华人民共和国药典中药材及原植物彩色图鉴（下册）［M］. 北京：人民卫生出版社，2010.

［49］ 刘晓凤. 桔梗药材及饮片的化学成分和质量标准研究［D］. 哈尔滨：黑龙江中医药大学，2010.

［50］ 祝丽香. 桔梗种质资源评价及白花和紫花桔梗比较研究［D］. 济南：山东农业大学，2010.

［51］ 国家药典委员会. 中华人民共和国药典中药材显微鉴

别彩色图鉴 [M]. 北京：人民卫生出版社，2009.

[52] 王颖. 桔梗质量控制关键技术与质量评价体系的研究 [D]. 济南：山东中医药大学，2008.

[53] 王训乐. 野生桔梗与栽培桔梗有机氯农药残留量分析比较 [J]. 实用中医内科杂志，2008，22（10）：56-57.

[54] 黄樱，史春蕾，刘墨祥，等. HPLC-ELSD 法测定桔梗饮片中 8 种桔梗皂苷的含量 [J]. 扬州大学学报，2008，11（4）：41-44.

[55] 郭丽. 桔梗质量标准研究 [D]. 北京：中国中医科学院，2007.

[56] 朱飞，冯继承，项东宇. 桔梗药材质量分析 [J]. 中国林副特产，2007，88（3）：24-25.

[57] 刘彬. 甘草、桔梗"药对"药效学环节之配伍机理研究 [D]. 北京：中国协和医科大学，2006.

[58] 吴向莉. 桔梗与混用品之一霞草的鉴别 [J]. 贵阳中医学院学报，2005，27（1）：61-63.

[59] 罗奎林，毕焕新. 桔梗伪品丝石竹饮片鉴别 [J]. 时珍国医国药，2000，11（3）：226-227.

[60] 朱继孝，曾金祥，张亚梅，等. 不同产地桔梗镇咳祛痰作用比较研究 [J]. 世界科学技术 - 中医药现代化，2015，17（5）：976-980.

[61] 王欢，朱向东，柳荣，等. 桔梗临床应用及其用量 [J].

吉林中医药，2019，39（3）：305-308．

［62］祝恒健，黄凯锋，王维亮，等．经方中桔梗的应用规律［J］．中华中医药杂志，2019，34（9）：4391-4393．

［63］田雨弘．桔梗的化学成分分析及药理活性研究［D］．长春：吉林农业大学，2017．

［64］泰阳，侯建平，孟建国，等．桔梗的药理学研究进展［J］．中国医药科学，2012，29（19）：665-665．

［65］姚琳．桔梗抗肺炎支原体有效部位及其对 AEC-Ⅱ细胞修复作用机制的研究［D］．哈尔滨：黑龙江中医药大学，2015．

［66］吴敬涛．桔梗皂苷的抗氧化及脂质调节作用研究［D］．济南：山东师范大学，2011．

［67］贾林，陆金健，周文雅，等．桔梗多糖对环磷酰胺诱导的免疫抑制小鼠的免疫调节［J］．食品与机械，2012，28（3）：112-114．

［68］李敬双，冯慧慧，王萌，等．桔梗皂苷 D 对小鼠淋巴细胞和巨噬细胞免疫功能的影响［J］．西北农林科技大学学报：自然科学版，2019，47（1）：39-44．

［69］冯慧慧．桔梗皂苷 D 对小鼠免疫活性及 cAMP/PKA 和 NO/cGMP 信号通路的影响［D］．锦州：锦州医科大学，2018．

［70］谢勇．桔梗中皂苷的免疫佐剂活性研究［D］．杭州：浙江大学，2008．

［71］白朝辉，高国财．葱豉桔梗汤治疗小儿上呼吸道感染的疗效及安全性［J］．淮海医药，2018，36（2）：227-228．

［72］王鹏．三桔咳喘口服液在治疗哮喘：慢阻肺重叠（ACO）急性发作期中的临床疗效观察［D］．成都：成都中医药大学，2019．

［73］姚琳．桔梗抗肺炎支原体有效部位及其对 AEC-Ⅱ细胞修复作用机制的研究［D］．哈尔滨：黑龙江中医药大学，2015．

［74］李飞．方剂学［M］．北京：人民卫生出版社，2002．

［75］蒋娜，苗明三．桔梗现代研究及应用特点分析［J］．中医学报，2015，30（2）：260-262．

［76］王淑珍，乔建军，石钟．桔梗在方剂中妙用浅探［J］．河北中医药学报，2012，27（2）：271-272．

［77］栾海艳，欧芹，齐淑芳．桔梗总皂苷对 2 型糖尿病大鼠肝脏的保护作用［J］．黑龙江医药科学，2009，32（3）：52．

［78］高清，李安临，王文华，等．中西医结合防治放疗致口咽黏膜反应的临床观察［J］．齐齐哈尔医学院学报，2013，34（3）：325-326．

［79］刘立萍，李然，梁茂新．桔梗潜在功能的考察与分析［J］．中药药理与临床，2015，31（6）：212-215．

［80］孙健，孙青．调糖降糖汤治疗Ⅱ型糖尿病 231 例［J］．

陕西中医, 2011, 32 (4): 423-425.

[81] CHUN J, HA I J, KIM Y S. Antiproliferative and apoptotic activities of triterpenoid saponins from the roots of *Platycodon grandiflorum* and their structure-activity relationships [J]. Planta Med, 2013, 79 (8): 639- 645.

[82] CHOI Y H, YOO D S, CHA M R, et al. Antiproliferative effects of saponins from the roots of *Platycodon grandiflorum* on cultured human tumor cells [J]. J Nat Prod, 2010, 29, 73 (11): 1863-1867.

[83] QIN H, DU X, ZHANG Y, et al. Platycodin D, a triterpenoid saponin from *Platycodon grandiflorum*, induces G/M arrest and apoptosis in human hepatoma HepG2 cells by modulating the PI3K/Akt pathway [J]. Tumour Biol, 2014, 35 (2): 1267-1274.

[84] PARK H M, PARK K T, PARK E C, et al. Mass spectrometry-based metabolomic and lipidomic analyses of the effects of dietary *Platycodon grandiflorum* on liver and serum of obese mice under a high-fat diet [J]. Nutrients, 2017, 9 (1): 71.

[85] KIM H L, PARK J, PARK H, et al. *Platycodon grandiflorum* A. De candolle ethanolic extract inhibits adipogenic regulators in 3T3-L1 cells and induces

mitochondrial biogenesis in primary brown preadipocytes [J]. J Agric Food Chem, 2015, 63 (35): 7721-7730.

[86] 张莲姬, 南昌希, 张丽霞. 桔梗多糖的提取及其抗氧化作用研究 [J]. 食品与机械, 2008 (3): 60-63.

[87] 于侃超, 杨晓杰, 王瑶, 等. 不同提取方法对桔梗多糖体外抗氧化性的影响 [J]. 天然产物研究与开发, 2016, 28 (2): 251-256.

[88] 朴向民, 于营, HAN Sin-Hee, 等. 桔梗的体外抗氧化活性及总多酚和黄酮苷元含量分析 [J]. 吉林农业大学学报, 2017, 39 (5): 579-584.

[89] WANG C, LIN H, YANG N, et al. Effects of platycodins folium on depression in mice based on a UPLC-Q/TOF-MS serum assay and hippocampus metabolomics [J]. Molecules, 2019, 24 (9): 1712.

[90] 蔡萧君, 颉彦鹏, 胡杨, 等. 基于 UPLC-QTOF-MS 技术的桔梗叶提取物对小鼠抑郁作用的尿液代谢组研究 [J]. 天津中医药, 2020, 37 (1): 109-115.

[91] 王翠竹. 桔梗不同部位化学成分及抗抑郁作用的研究 [D]. 长春: 吉林大学, 2018.

[92] HAN E H, PARK J H, KIM J Y, et al. Inhibitory mechanism of saponins derived from roots of *Platycodon grandiflorum* on anaphylactic reaction and IgE-mediated allergic response in mast cells [J]. Food Chem Toxicol,

2009, 47（6）: 1069-1075.

［93］ CHOI J H, JIN S W, HAN E H, et al. *Platycodon grandiflorum* root-derived saponins attenuate atopic dermatitis-like skin lesions via suppression of NF-κB and STAT1 and activation of Nrf2/ARE-mediated heme oxygenase-1［J］. Phytomedicine, 2014, 21（8-9）: 1053-1061.

［94］ 杨晓杰, 于侃超, 李娜, 等. 桔梗多糖抗疲劳活性研究［J］. 天然产物研究与开发, 2015, 27（3）: 459-461; 479.

［95］ 于婷, 李晓东, 金乾坤, 等. 桔梗提取物对小鼠的抗疲劳作用［J］. 食品工业科技, 2012, 33（24）: 394-396; 402.

［96］ CHOI J H, HAN Y, KIM Y A, et al. Platycodin D inhibits osteoclastogenesis by repressing the NFATc1 and MAPK signaling pathway［J］. J Cell Biochem, 2017, 118（4）: 860-868.

［97］ LEE S K, PARK K K, KIM H J, et al. Platycodin D blocks breast cancer-induced bone destruction by inhibiting osteoclastogenesis and the growth of breast cancer cells［J］. Cell Physiol Biochem, 2015, 36（5）: 1809-1820.

［98］ JEONG H M, HAN E H, JIN Y H, et al. Saponins from the roots of *Platycodon grandiflorum* stimulate osteoblast differentiation via p38 MAPK- and ERK-dependent RUNX2 activation [J]. Food Chem Toxicol, 2010, 48 (12): 3362-3368.

[99] 徐丽萍. 桔梗总皂苷降血脂作用的研究 [J]. 食品工业科技, 2007 (8): 236.

[100] 李宇航, 李丽娜, 牛潞芳, 等. 加味桔梗汤治疗实验性肺纤维化的初步观察 [J]. 中华中医药杂志, 2005, 20 (3): 55.

[101] 郑丰杰, 李宇航, 牛璐芳, 等. 桔梗配伍清热解毒药的引经增效作用及其机制研究 [J]. 时珍国医国药, 2012, 23 (12): 2949-2950.

[102] 李英伦, 卢胜明, 简沫. 桔梗"引经"对罗红霉素肺药浓度的影响 [J]. 中兽医医药杂志, 2005, 24 (3): 3-6.

[103] 魏守海. 桔梗总皂苷对二氟沙星在鸡体内药代动力学及肺药浓度影响的研究 [D]. 雅安: 四川农业大学, 2007.

[104] 李英伦, 蒋智纲, 何晓俐. 桔梗的"引经"作用对左旋氧氟沙星在鸡体内药物分布的影响 [J]. 中国兽医学报, 2006, 26 (5): 541-543.

[105] 边涛, 王建平, 赵驻军, 等. 中药桔梗对替米考星在肺脏中药物浓度的影响 [J]. 畜牧兽医学报, 2013, 44 (6): 980-984.

［106］李木兰．"桔梗－甘草"联合羟基喜树碱的药动学及抗肺癌作用研究［D］．南昌：江西中医药大学，2019．

［107］吕建军，郝瑞春，门九章，等．基于数据挖掘探讨含"桔梗－甘草"药对成方制剂的证治规律［J］．中国药房，2018，29（20）：2813-2816．

［108］崔庆新，马芳，李宁．桔梗对甘草中抗炎成分提取的影响［J］．实验室研究与探索，2016，35（11）：35-38．

［109］李建生，余学庆．急性气管支气管炎中医诊疗指南（2015版）［J］．中医杂志，2016，57（9）：806-810．

［110］杨永杰，龚树全．黄帝内经［M］．北京：线装书局，2009．

［111］张卫东，刘婷，刘佳淳子，等．运用中医传承辅助系统分析刘云山治疗小儿外感咳嗽用药规律［J］．西部中医药，2014，27（3）：1-4．

［112］徐嘉．基于门诊病例吕晓东教授治疗 IPF 临床经验及用药规律分析［D］．沈阳：辽宁中医药大学，2019．

［113］王斯涵．基于数据挖掘吕晓东教授治疗慢性咳嗽的用药规律分析［D］．沈阳：辽宁中医药大学，2018．

［114］中华中医药学会．中医内科常见病诊疗指南：西医疾病部分［M］．北京：中国中医药出版社，2008．

［115］李素云，张文娟．急性气管－支气管炎中医诊疗指南［J］．中国中医药现代远程教育，2011，9（12）：114．

［116］李露，戴婷，李小龙，等．苦杏仁苷药理作用的研究进展［J］．吉林医药学院学报，2016，37（1）：63-66．

［117］李鑫波，谢晓丽．中药皂苷类成分抗炎作用的研究进展［J］．中药新药与临床，2019，30（8）：1008-1016．

［118］李枝锦，李静，吴平财．中医宏观辨证结合微观辨证治疗反流性食管炎（肝胃不和证）临床观察［J］．中国中医急症，2016，25（2）：178-180．

［119］张锋利，唐凤英，沈舒文，等．桔梗枳壳汤加味对反流性食管炎模型大鼠 PI3K/Akt 信号通路及胃肠动力的影响［J］．中医药导报，2020，26（10）：36-41．

［120］杨述勤，禄建玲，李小芳．加味桔梗枳壳汤治疗老年反流性食管炎疗效及对患者生活质量影响的研究［J］．人人健康，2019（14）：227-228．